目からウロコの作業料理の本
作業療法覚書
―生かそう,作業の力,作業の魅力―

作業料理人 山根 寛

The scales fall from your eyes!
Activity Recipes of OT

三輪書店

お通し(まえがき)

ひとは
生きるために
作業する
作業することで
学び　育ち
作業することで
不安を軽くし
生活を楽しむ

生きるために必要な目的のある生活行為（作業）が，ひとの心身の機能を自然に育て，促し，保ちます．作業療法は，そうしたひとの日々の暮らしのいとなみ，生活行為を手段に，さまざまな作業をもちいて，病いや障害を生きる人たちの生活を支援します．
　本書は，生活行為（作業）をどのように使えばいいか，生活を支援する作業療法のかかわりを，料理に見立てて紹介したものです．そんな遊びごころにおつきあいいただきながら，作業療法の理念 OT Mind，作業療法の感性 OT Sense をともに醸していくことができればと願っています．

　日々の暮らしの中にある生活行為（作業），どこにでもあり，誰もがしていることですが，少し手を加えて料理すると，三つ星作業料理（作業プログラム）に大変身します．一度食べたら目からウロコがポロリ．二度食べたらくせになり，三度食べたら，きっと自分で料理してみたくなります．この「目からウロコの作業料理の本」は，作業療法の手段である作業をどうとらえるか，作業療法における作業の考え方を示すことを第一の目的に，私が実際に作業料理人[注1]（作業療法士）として提供してきた身近な作業のもちい方をいくつかまとめたもので，正式名称は「秘伝目鱗的作業療法覚書」といいます．
　読めば，目からウロコがポロポロ．どこにでもある暮らしの中の素材を，その素材がアフォードしているものを素直に受けとめ，少し工夫してもちいれば，それがそのまま，「こころ」や「からだ」の歪みを糺してくれる作業料理（作業プログラム）に大変身するのです．そんな作業の料理の仕方から食べ方（作業療法の実践）までわかりやすく紹介しようというのがこの本，至れり尽くせりのレシピ満載の作業の本です．

　本書は五つの章からなります．さて1章ですが，1章は「作業料理の基本」の章です．作業（activity）とは何か，作業料理のおもてなし（作

業療法 occupational therapy) の特徴，おもてなしの方法を紹介します．

　2章は「素材について」の章です．作業料理で扱う素材（作業）の種類と素材を選ぶときの目利き（選択）のコツ，作業料理にもちいる道具などについて伝授します．

　3章は「おもてなしの形」の章です．作業料理でどのようにおもてなしするか，一般的なおもてなしの形に加えて，作業療法固有のおもてなしの場である「パラレルな場[注2]」のしつらえと特性を紹介します．

　4章は「作業料理の例」の章です．1章から3章で示した素材（作業）をもちいてかかわる例を作業療法にとって重要な素材ごとにまとめてみました．ひとが日々おこなっていること（生活行為）や，ひとの日々の暮らしや一生を構成する作業（素材）を，できるかぎり手を加えず，各素材の特性とその素材をもちいた作業料理（作業プログラム）を素材ごとに紹介します．

　また，この章では，料理方法に加え，その作業料理でもてなす「背景と効用」，作業料理を作りもてなす「方法」，リスクなど少し気をつけたほうがいい「注意すること」，他の料理への工夫を示す「応用」，参考となる書籍などを，必要に応じて随時紹介します．

　この章で取りあげた素材は，「身」，「食」，「植」，「土」，「音」，「描」，「言」の七種類の素材です．

　素材一の「身」では，作業料理の基本となる私たち自身の「からだ」を素材としたレシピを紹介します．心身いずれの病いであっても，失い損なわれた日々の暮らしの取りもどしは，「からだ」の感覚を取りもどし，調える（整える）ことから始まります．自己と身体の関係性の回復を中心に，ひとと身体に関するものを集めてみました．

　素材二の「食」は，料理と食事を素材としたレシピを集めたものです．ひとは命を支え，養い，育て，共に生きるために，料理し食べます．「食」は，ひとの「生命（life）」の根元であり，ADL（Activities of Daily Living；日常生活動作）やIADL（Instrumental Activity of Daily Living；

手段的日常生活動作）の中心となる生活行為です．ここでは，料理し食べるということに関する，あっと驚く意外な食材のあつかい方を紹介します．

素材三の「植」では，植物と植物が育つ環境を素材としたレシピを紹介します．ひとはこの地球に誕生したときから，衣食住すべてにおいて植物の恵みを受けて生きてきました．種を蒔き，苗を植え，育て，花を愛で，実りを喜び，収穫を楽しみ，食べて満たされる，植物という「しずかな命」の育ちや実り，植物が育つ環境の使い方を披露しましょう．

素材四の「土」は，粘土を素材とするレシピの紹介です．ひとはこの世に誕生したとき，自分以外の対象を「ふれる」ことにより確認します．この能動的な触覚による対象の確認は，自らの手指を動かして対象を知覚する意志といえます．その行為と関係の深い粘土をもちいるプログラムを紹介します．

素材五の「音」は，音と音楽を素材としたレシピです．ひとはだれも，生まれ，老い，ときに病み，その一生を終えます．原初の音楽は，その人の生老病死の道程で，祈り，耐え，悲しみ，喜び，思いを表し伝えるために生まれました．そうしたひとと音楽の関係の原点に帰って，音や音楽の使い方を紹介します．

素材六の「描」は，描くことを素材としたレシピです．ひとは自分が見聞きしたりイメージしたものを表現し伝える手段として，また感情の発散手段として絵に描いて伝えるという手段をもちいてきました．身体表現と言語表現の間にある非言語表現としての特性をもつ描画により，ひとは言葉にならない思いを表します．また描画には，ひとが意識していなかった思いが表れます．「描」では，この言語として知的に統合される以前の表現様式をもつ描くという行為と描かれたものの利用の仕方を紹介します．

素材七の「言」は，「ことば」を素材としたレシピです．ひとは社会という集まりの中で生きています．社会は意思を相互に伝えあい，認識

を共有することで営まれます．この章では，ひとが自分のこころ・気持ち・思い・考えを表す手段である「ことば」を話す，伝える，という言語行為に関する作業のもちい方を紹介します．

5章「作業料理人心得」は，作業料理人（作業療法士）として作業料理で病いを生きる人をおもてなしするときの心得をまとめてみました．

さあ，あなたの目からウロコが何枚落ちるでしょうか．どの素材を使ってもいいので，実際に自分で試してみてください．本書はあくまでも作業料理の覚書です．一度レシピ通りに作ってみられたら，次からはこのレシピにとらわれることなく，あなたの工夫でお客とその文化風土にあった一皿に仕上げてみましょう．作業料理は，自分の身のまわりで手に入る素材を活かして，簡単に作れて，おいしいものがいいですね．

注1：作業料理

身のまわりにある日々の暮らしを構成する素材（作業・作業活動）の中から，お客の心身の状態，性別，年齢，好みなどにより適切なものを選び，工夫して提供する作業療法のプログラムをこの本では作業料理といいます．作業料理人（作業療法士）の専門用語では，素材の工夫をadaptation（適用），grading（段階づけ），下ごしらえを作業分析といいます．

作業料理であつかう素材（作業・作業活動）に関しては，『ひとと作業・作業活動第2版』（山根，2005，三輪書店）を参照にされるとよいでしょう．

注2：宴（パラレルな場）

集団療法の多くは，成員間におきる集団力動と凝集性により共通の目標や個々の課題の解決を図るもので，対人緊張の高い者や思春期心性をもつ者には適用に限界があります．パラレルな場は，その対処として生まれました，場を共有しながら集団としての課題や制約を受けない治療構造をいい，母性の原初的没頭と同様，治療者の人に対する関心と信頼，ポジティブな姿勢から生まれます．

パラレルな場に関しては，『ひとと集団・場第2版』（山根，2007，三輪書店）を参照されるとよいでしょう．

お品書き（目次）

お通し（まえがき）　3

1章　作業料理の基本 ————————————— 13
作業（activity）の意義 ————————————— 14
作業を生かす作業分析（activity analysis）————— 14
「病いを生きる」「病いも生きる」へ ————————— 17
作業料理はアラカルト ————————————— 17
作業を楽しむ ————————————————— 18

2章　素材について ————————————— 21
作業料理の素材 ———————————————— 22
素材選びのコツ（目利き）——————————— 23
作業料理の道具 ———————————————— 24

3章　おもてなしの形 ———————————— 27
1対1でおこなう個別プログラム ———————— 28
パラレルな場の利用 —————————————— 29
集団プログラム ———————————————— 32
もてなしの場 ————————————————— 32

4章　作業料理の例 ———————————————— 35
七つの素材 ———————————————————— 36
素材一　身―感じる・緩める・伸ばす・動かす
- ・「身」の特性 ———————————————————— 40
  ひとと身体 41／身体と重力 41／病いや障害と身体 41／身体をもちいるプログラムの特性 42／生活体力 43
- ・「身」レシピ①：カラコロ倶楽部その一　「ほぐす・ゆるめる・ひらく」———————————————————— 45
- ・「身」レシピ②：カラコロ倶楽部その二　「ひらく・ゆらぐ」— 54
- ・「身」レシピ③：カラコロ倶楽部その三　「ひらく・ゆだねる」— 64
- ・「身」レシピ④：リラクセーション体操 ———————— 71
- ・「身」レシピ⑤：散歩―散歩が使えれば作業療法のプロ ——— 84
- ・「身」の一言 ———————————————————— 88

素材二　食―料る・食べる・満たす・交わる
- ・「食」の特性 ———————————————————— 89
  ひとと食事 89／「食」の意味 90／病いや障害と「食」90／「食」と料理 92
- ・「食」レシピ①：食べることと料理 ————————— 95
- ・「食」レシピ②：ラーメンの鉄人―即席食材を生かす ——— 100
- ・「食」レシピ③：冷蔵庫のお願い ———————————— 105
- ・「食」レシピ④：畑と相談する日 ———————————— 107
- ・「食」レシピ⑤：サバイバル ADL ———————————— 109
- ・「食」レシピ⑥：ゴッホのスイーツ ———————————— 111
- ・「食」の一言 ———————————————————— 114

9

素材三　植－育てる・過ごす（委ねる）・感じる・採る

- 「植」の特性 ———————————————————— 115
  動物と植物の関係 117／ひとと植物 118／植物の特性 118／
  病いや障害と植物 119／植物の治療的活用 119
- 「植」レシピ①：借景園芸（別名：路上観察学会）———— 125
- 「植」レシピ②：ワイングラス園芸 ——————————— 129
- 「植」レシピ③：室内菜園でビタミンＣ ———————— 133
- 「植」レシピ④：大根の花 ———————————————— 138
- 「植」レシピ⑤：旬を喰う会（別名：晴耕雨読の会）—— 142
- 「植」レシピ⑥：道ばたの草の会（雑草盆栽）————— 146
- 「植」レシピ⑦：春を待つ会 —————————————— 149
- 「植」の一言 ———————————————————— 151

素材四　土－ふれる・こねる・焼く（火）・水

- 「土」の特性 ———————————————————— 152
  ひとと土 152／素材としての土 153／土と感覚 153／
  作業療法と土 154／粘土の退行誘発 154
- 「土」レシピ①：何も作らない ————————————— 156
- 「土」レシピ②：手ざわりいろいろ ——————————— 162
- 「土」レシピ③：にぎり仏 ———————————————— 165
- 「土」レシピ④：しぼり命 ———————————————— 170
- 「土」レシピ⑤：「土」いろいろ ————————————— 174
- 「土」の一言 ———————————————————— 179

素材五　音－聴く・歌う・奏でる・創る・（踊る）

- 「音」の特性 ———————————————————— 180
  ひとと音 181／ひとと音楽 182／音楽の表現様式 183／
  作業療法と音楽 184
- 「音」レシピ①：聴き耳頭巾 —————————————— 186
- 「音」レシピ②：想い出の扉 —————————————— 188
- 「音」レシピ③：伝想太鼓 ———————————————— 192

- 「音」レシピ④：音の羽根つき ──────── 195
- 「音」レシピ⑤：音を作ろう ────────── 198
- 「音」の一言 ─────────────────── 204

素材六　描―イメージ・非言語・表す・伝える
- 「描」の特性 ────────────────── 205
  「描く」行為 206／描かれたもの 208／「描く」ことと描画用具 209／「描く」ことの治療的活用 210
- 「描」レシピ①：共同連想描画法 ─────── 213
- 「描」レシピ②：私がモデル，皆ピカソ ──── 219
- 「描」レシピ③：ゆびで描こう（指書道） ─── 223
- 「描」レシピ④：「描く」いろいろ ────── 226
  なぞり絵 226／ぬり絵 227／模写 227／スクィッグル 227／フィンガーペインティング 228／誘発線描画 228／課題画法 228／家族画 229／風景構成法 230
- 「描」の一言 ─────────────────── 233

素材七　言―考える・表す・伝える
- 「言」の特性 ────────────────── 234
  ひととことば（言葉）234／ことばと治療 235／作業とことば 235
- 「言」レシピ①：ホッと入院 ──────── 237
- 「言」レシピ②：冠難辛句 ────────── 241
- 「言」レシピ③：新聞で新聞 ──────── 245
- 「言」の一言 ─────────────────── 248

5章　作業料理人心得 ──────────── 249

付表　257

デザート（あとがき）　267

11

1章
作業料理の基本

ひとの一日は
さまざまな作業のいとなみ
そのいとなみを積みかさね
一人ひとりの生活や人生が
風合いの異なる織物のようにつむがれる
作業をいとなみ　作業がつむぐ
ひと　その作業的存在

思わぬ病い
こころやからだの障害は
日々の作業のいとなみの障害となり
生活や人生のつむぎにほころびをつくる
ひとにとって病いや障害とは
日々の作業のいとなみの障害
生活や人生のつむぎのほころび

失いそこなわれた日々のいとなみ
その再びのこころみが
ほころびを繕い
あらたな人生をつむぎなおす
作業をいとなみ　作業がつむぐ
ひと　その作業的存在

(『作業療法の詩』青海社より)

1 ● 作業（activity）の意義

作業療法は，ひとが日々おこなっている生活行為，作業を手段としますが，「作業（activity）」の意義は，「作業するプロセスを経て得られる対象者の生活行為における満足感や心地よさといった感覚的変化」にあります．すなわち，作業で何かができるようになったといった結果はもちろんですが，必要な作業をすることに対する満足感とか，心地よく取り組めたかといった，作業をする過程でおきた気持ちの変化こそが「作業（activity）」の意義なのです．そのため，作業療法では作業療法士のはたらきかけと作業する人自身の感覚的変化を含む，そのプロセスすべてを「作業（activity）」といいます．

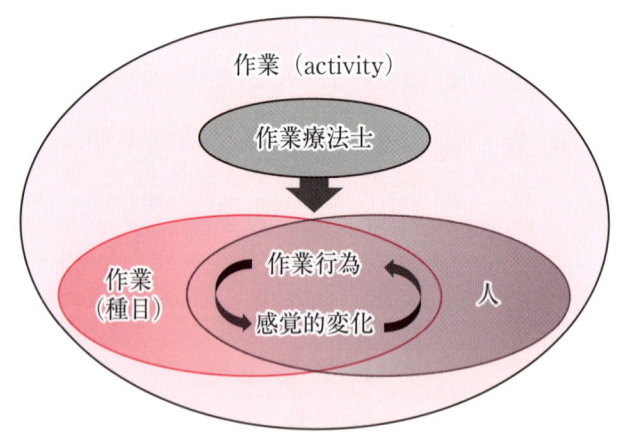

作業療法における「作業（activity）」の構造

2 ● 作業を生かす作業分析（activity analysis）

「作業（activity）」の特性を生かすには，作業そのものの特性，作業を人がするという作業行為とそれに必要な精神認知機能や感覚運動機能などの心身機能と身体構造の関連，作業をおこなう人のモチベーションに関係が深い作業の意味（個人的意味や社会的意味）などに関して，その要素（表1の一般的な作業分析の項目）を把握しておく必要があります．

表1　一般的な作業分析の項目（例）

項　目	内　容
基礎項目	必要な道具，材料，費用 工程，所要時間，必要回数 対象年代，性
運動機能	運動の粗大度，巧緻度 運動部位，作業肢位 運動の速さ，抵抗 リズム・繰り返しの有無と内容 運動の対称性 主動関節と可動範囲 主動筋群，筋作用，筋力
感覚・認知機能	主に入力される感覚，必要な感覚 必要な認知機能 注意，集中，持続の必要度 理解，判断，あらたな学習の必要度
道具・材料	道具の種類と象徴されるもの 道具の統制度 材料の可塑性，抵抗，統制度など
作業過程・作品	表現の自由度，独創性 誘発されやすい感情 自己愛充足の機会 作業活動の難易度 結果の予測性 結果の種類と再生産性 作業活動・作品の社会的意味・価値
交流・コミュニケーション	対人交流の特性 必要なコミュニケーションと形態
リスク	心身のリスクの可能性と内容

①運動機能
　運動機能にあげた項目は，体力の基礎となる筋力，基本的な運動機能，身体図式などの維持・改善，身体自我の回復・確立，抑圧された衝動の身体エネルギーとしての発散，気分転換と心身の賦活，鎮静，といった心身両面の機能の維持や改善に関連します．

②感覚・認知機能
　感覚・認知機能の項目は，基本的な感覚機能の維持・改善，身体感覚を利用した退行の促進，感覚の生理的な共通性をもちいたコミュニケーション，現実感の回復，といった心身両面の機能の維持・回復や治療的関係の確立などに関連します．

③道具・材料
　道具・材料の項目は，道具の機能とコントロールの特性，道具が象徴するもの，材料は扱いやすさや可塑性など，それを扱う身体機能とともに，達成感や自己有用感などと関係します．

④作業過程・作品
　作業過程の項目は，対象者の問題解決パターンや自己愛の充足，感情のコントロール，予測性にともなう安心感，理解力や問題解決特性など個人の作業遂行能力，自己能力の現実検討や訓練学習効果のチェックなどに関係します．

⑤交流・コミュニケーション
　交流・コミュニケーションの項目は，作業をおこなう場合の対人交流の形態と協力・分担など集団内で必要とされる役割の内容・程度に関係します．

作業分析は，このように「作業（activity）」の基本的な特性を把握するためにおこなわれます．そして，対象者が限定されれば，その心身機能の状態やニーズに合わせて，対象者によりよい感覚的変化が起きるように作業を選択し，選択した作業が障害の内容に合わせて遂行できるように，作業に工夫（adaptation）を加えたり，その負荷に段階づけ（grading）をし，作業療法士の介入の仕方を考えることになります．

3 ●「病いを生きる」「病いも生きる」へ

　作業療法の「おもてなし（治療・援助）」は，それが適切であれば，ただひとと人が日々の作業行為を共に楽しんでいるかのようにみえます．最良の作業療法ほど，単純で自然な，日常の生活行為に近くなります．

　また，日々の暮らしのなかでいとなまれている作業行為をもちいるため，生活，仕事，趣味や余暇，作品，生産，消費，報酬……といった，あまりにも日常的な問題が治療・援助のなかに入りこんできます．その日常的な問題をも含んだ，平凡で豊かな作業の特性を治療や援助の手段とすることが，通常の医学的治療とは異なる作業療法の特徴なのです．

　この平凡で豊かな日常性にこそ，構造化された通常の治療では得られない，自然な治癒力を引きだす力が秘められているのです．そのことが，病いが「治る」「治す」というとらわれを越えて，「病いを生きる」「病いも生きる」というリカバリーの根幹となる視点を照らしだします．

4 ● 作業料理はアラカルト

　こうした特性をもつ作業料理（作業プログラム）は，個別の作業療法でもちいたり，ひとと場を共有しながら自分の目的に応じて過ごすことができるパラレルな場で使われたり，他者と協同して課題に取り組む集団プログラムで使われたりと，治療・援助の対象とその目的に応じて，さまざまな使い方ができます．

表2　回復状態に応じた作業料理の基本メニュー

	目的	主な役割
早期	病的状態からの早期離脱 二次的障害の防止 心身機能の回復	安心・安全感の保障 現実感と身体感覚の回復 良質の休息援助 欲求充足と発散作用 基本的な生活リズムの確立
回復期	日常生活能力の回復 社会参加の準備 ADLの自律	自己状態の把握 生活技術の習得 生活能力の自己確認 家族・環境整備 社会資源利用の援助
生活期	社会参加の支援 再発予防 QOLの維持	生活の自己管理 地域社会生活の支援 作業遂行能力の評価・就労援助 環境調整
緩和期	機能障害の軽減 QOD	よりよい時間の提供 小さな楽しみ 安心して悲しめる場の提供

　また作業料理（作業プログラム）によるおもてなしの特徴は，表2に示すように対象者の回復状態に応じて，早期（急性状態）から回復期，生活期，その人の人生が締めくくられる緩和期まで，ADLの自律からQOLの維持，QODとしての寄り添いまで，さまざまな作業料理（作業プログラム）を，必要に応じてアラカルトで，ときにはコースメニューで，構成を変えながら提供されることにあります．作業療法がシステムプログラムと称される所以です．

5 ● 作業を楽しむ

　作業療法は，脳機能と学習という関係からみるまでもなく，対象者自

身が，その作業に興味や関心を抱き，主体的に取り組むときに効果があらわれます．楽しく作業ができるにこしたことはありませんが，大切なことは「楽しい作業」を提供することではなく，「作業することを楽しむ」「楽しく作業する」ことができるように，作業や作業の仕方，環境，かかわり方をいかに工夫するかです．

　ここでボタンをかけ間違えると「みんなが落ちる　落とし穴」にはまります．日々の作業（生活行為）には，多少大変でも努力しなければならないこと，しっかり取り組まなければならないこともあります．楽しい作業だけでは生活は成り立ちません．日々の暮らしに必要な作業をすることを楽しめるようにする，少し努力が必要な作業も楽しく取り組めるようにすることが，作業療法のコツといえます．

参考資料

・山根　寛「作業分析とは」『ひとと作業・作業活動第2版』三輪書店，105-119，2005
・山根　寛「一般的分析と試み」『ひとと作業・作業活動第2版』三輪書店，121-136，2005
・山根　寛「限定的分析と試み」『ひとと作業・作業活動第2版』三輪書店，138-159，2005

2章
素材について

ひとは　遊びを通して物や人になじみ
ひととしての　行動や考え、感情をまなび
よりよく生活するために　産みだし創り
くらしを楽しむために　あそびを求める

ヒトは　未成熟なまま誕生し
学習することで「ひと」になる
学習は　具体的な体験を通してなされ
具体的な体験は　作業活動によりおこなわれる

身体が作業を試みてわかる
作業活動のなかで感じる
じぶんの「からだ」の存在
じぶんが在ることの確からしさ

「ああ…そうか」
「これでいいのか」
「これでもいいんだ」

(『作業療法の詩』青海社より)

1 ● 作業料理の素材

　ひとは，生きるためにさまざまな作業を生活行為として日々おこなっています．生きるために作業をし，作業することで不安を軽減し，生活を楽しむために作業をします．作業療法は，そのだれもが生きるために日々おこなっている生活のいとなみ，生活行為を治療・援助の手段とし，生活を構成するさまざまな作業（作業料理の素材）をもちいて，たとえ生活機能に障害があったとしても，その人にふさわしい生活を送るために必要な作業行為ができるよう治療・援助することといえます．
　作業療法の役割は，
　①生きるための生理的な機能レベルの QOL（生命の質）の確保
　②うまく生きるための QOL（生活の質）の維持・向上
　③よりよく生きるための QOL（人生の質）の維持・向上
にあるといえます．

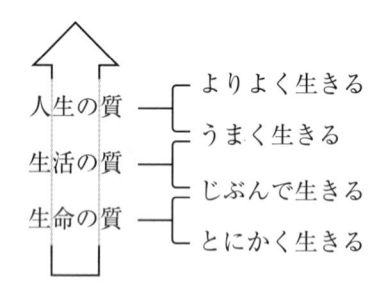

```
             ┌ よりよく生きる
     人生の質 ┤
             └ うまく生きる
     生活の質 ┤
             ┌ じぶんで生きる
     生命の質 ┤
             └ とにかく生きる
```

　作業プログラムは，QOL の維持・向上に向けた治療・援助の具体的な方法にあたります．そして，作業をもちいるかかわりにおける最後の目的は QOD（quality of death）にあるといえます．
　ひとりの人の人生の締めくくりの時期，以前終末期と称され，今は緩和期と呼ばれている時期に，自分の人生を振り返り，自分が何をして，どのように生きてきたのか，自分の人生の確認，人生としての自己の同一性の確認をする．そうして，さまざまのことを含み，何があったとし

ても，それが自分，自分の一生であること，誰も代わることができない，唯一無二のひとりの人間の生き様であることを認め受け入れる，それがQODなのです．

したがって，作業料理の素材は，

① 「とにかく生きる」ために必要な基本的な身体機能とADL（Activities of Daily Living）に関するもの
② 「じぶんで生きる」ために必要なIADL（Instrumental Activity of Daily Living）や生活技能に関するもの
③ 「うまく生きる」ために必要な自分の思いや考えを表し伝える機能に関するもの
④ 「よりよく生きる」ために必要な，遊ぶ・楽しむといった生活を豊かにするもの
⑤ 「自分が生きてきた」過程でおこなったこと

などに関するもので，特別なものではありません．

一部の技法やモデルを除けば，平凡だが生活という豊かな質を含む，日常だれもがおこなっている，人間のいとなみ，生活行為すべてが作業療法の素材（作業）です．

2 ● 素材選びのコツ（目利き）

作業料理の素材選び（作業療法における作業種目の選択）のコツにも，プロの目利きのようなものがあります．素材をどう選ぶか，特にかけだしの作業料理人（作業療法士）にとっては，自分が提供する作業料理でよい「おもてなし」ができるかどうかの最初の決め手，悩ましい問題ですね．

素材をどう選ぶか，普通の料理の素材である野菜や肉・魚の目利きについて考えてみるとわかりやすいと思います．たとえば，野菜は店で購

入したり，栽培して食べるものと思われるかもしれませんが，昔は，山野に野生している草本植物で食用になるものを採集して食べていました．野菜という用語は料理用語で，水気が多くて食用となる草本性の植物のことで，山野に野生していて食用になる草本を野菜といっていたのです．栽培しているものを野菜と呼ぶようになったのは近年のことですが，それも多くは自家栽培や，近隣で作られたものを食べていたので，その土地にその時期にあるものを食べていたのです．地産地消があたりまえでした．料理人は，店から購入する場合も，それが自分の料理に適しているかどうかを自分で見て，触って確かめます．そしてすぐれた料理人は，何よりその土地でとれた素材を生かすことを考えます．

　作業料理の素材選びも同様で，作業料理でもてなすそのお客の生活文化に応じた素材を選び料る，地産地消が原則です．地産地消，それは対象者が生まれ育った時代やその土地の文化風土のなかでいとなまれてきたことを作業療法のかかわりの手段としてもちいることを大切にすることです．作業療法でもちいる作業は，特別な作業や決まった作業はありません．ひとがそれぞれの生活でおこなっている生活行為をもちいます．その人がおこなっている生活行為がアフォードしているものをしっかりととらえて，新たな視点で利用することが，作業料理の素材選びのコツといえます．

3 ● 作業料理の道具

　作業料理の道具，すなわち作業療法でもちいる用具に関しても，身の回りにあるものを工夫してもちいることが原則ですが，用具，道具として購入するのであれば，プロが使うようなものほどでなくても，基本の機能がきちんとあるものをもちいることが大切です．

　たとえば，刃物は切ることが目的ですから，その用途に応じてきちんと切れるもの，楽器は子どものおもちゃのようなものではなく，本当にいい音がするもの，描画用具も幼稚園児や小学生が使うようなものでは

なく，色数がそろって，大人の趣味としてもしっかり使える程度のものなどをそろえます．品のよくない言い方になりますが，安かろう悪かろうにしないことです．

　作業療法でもちいる素材や道具は，医療や介護の用品としてはなじみがないせいか，ややもすると，必要な費用をかけずに安易に購入したり，お茶を濁すような形で集められたあり合わせのものを多く見かけます．治療で薬剤や手術用具に手抜きをしたら命にかかわります．そのため，価格差はあっても必要な機能があるものが使われます．

　作業療法でも，作業に使う素材や道具に手抜きをしないで，素材も道具も本物を使うということが大切です．子どものおもちゃのような，安易な素材や道具選びをすると，それを提供された対象者のモチベーションに大きく影響するだけでなく，事故にもつながります．

　高価でなくても，必要な機能をそなえた本物を使用することが基本です．

3章
おもてなしの形

ひとのくらしのいとなみの場で
くらしのなかのいとなみと
そのいとなみを共にするかかわり
人との交わりを手だてとし

もてる能力 ability を活かし
可能性としての能力 capability をひらく
人のちからと社会の資源をもちい
環境を整える

あなたのくらしを
あなたが決めて
あなたが取り組む
そのこころみを支える
作業療法の場と作業のちから

(『作業療法の詩』青海社より)

作業料理によるおもてなしの形，すなわち作業療法がおこなわれる形態には，大きく分けると，表に示すように対象者個々に対しておこなう個人プログラムと集団力動を利用する集団プログラムがあります．そして個人プログラムには，1対1でおこなうもの（通常個別 OT といわれているもの）と，場を共有しながら他者とのかかわりを義務づけられることのないパラレルな場の機能をもちいるもの（通常パラレル OT といわれているもの）があります．
　実際には，個別 OT，パラレル OT，集団 OT が，対象者の治療・援助ニーズや機能の回復状態に応じて組み合わされておこなわれます（これがシステムプログラムとされる理由）．

作業プログラムの形態

形　態			対象人数*
個人プログラム	1対1		1
	パラレル		4, 5～ 10
集団プログラム	小集団	並行集団	4, 5～7, 8
		力動集団	7, 8～ 10
		協同集団	10～ 15
	大集団		20程度～

*1人の作業療法士が同時に対応するおおよその人数

1 ● 1対1でおこなう個別プログラム

　作業療法士が1人の対象者に対して個別におこなう個人プログラムは，緊張が高い者や自閉傾向が強い者などひとの集まり自体が大きなストレスになる者に OT 導入を図る場合，もしくは個々の機能評価など，集団ではおこなえない場合などにもちいます．
　前者の場合は，作業を適度な心理的距離を保持する手段やコミュニ

ケーション手段としてもちい，支持的な，ときには仮自我としての役割を果たし，気持ちを少し開いても安全であることを示しながら対象者との関係を作ることから始めます．そして治療・援助者との関係ができれば，少しずつ他者との交わりの場へと移していきます．このかかわりは，幼児の発達過程で母親が果たす「母親の原初的没頭 primary maternal preoccupation」[注1]（Winnicott, 1965）のような，「包む機能 holding」[注2]にあたるものです．治療・援助者の人間に対する関心と信頼，ポジティブな姿勢が基盤にあるもので，治療や援助におけるかかわりの基本姿勢にあたります．

2 ● パラレルな場の利用

　従来の集団プログラムは，参加する成員間におきる集団力動をもちいるか，単に大勢を対象にレクリエーションをおこなうようなマスの利用のいずれかにあたります．前者は，成員間の凝集性を高めることで，共通の目標や個々の課題の解決を図る集団精神療法にあたります．

　それに対して，パラレルな場は，凝集性を高めることはせず，自然に生まれる social support のような相互のかかわりを生かし，場を共有しながら，他者と同じことをしなくてもよいというものです．集団としての課題や制約を受けず，他者とのかかわりを義務づけられていないゆるやかなひとの集まりを利用するもので，自分の状態や目的に応じた利用ができ，いつだれが訪れても，断続的な参加であっても，わけへだてなく受け入れられるということが特徴です．対人的な緊張が高い者や自閉傾向が強い者に対し，少しずつ緊張や自閉の殻を解いていくときに有用な，作業療法特有の場です．

　パラレルな場で作業療法士が対応できる人数は，対象者の回復状態によりますが，作業療法士1名あたり4, 5名くらいであれば可能です．時々サポートすれば自分で作業活動に取り組めるようになった人，他者の活動を見て過ごすことで参加できている人，作業療法への導入を始め

た人などいろいろな状態の人が参加するようになれば，1名の作業療法士に対し10人程度なら対応できるようになります．

パラレルな場を利用したプログラムでは，作業療法士が他の対象者にかかわっている様子やいろいろな状態の患者が作業活動に取り組む姿を自然に見聞きすることになります．それが，普遍的体験をともなう安心感になったり，人との距離のとり方を学ぶよい機会となるのです．同じ程度の人数であっても集団プログラムより緊張感が少なく，1対1のプログラムとも違う，ひとと人とのかかわりが自然に生まれ，活動性が賦活される効果があります．また，途中で調子を崩して断続的になっても参加でき，いつどのような状態であっても同じような状況で受け入れられる，枠の緩やかな場としての意味は大きいでしょう．

パラレルな場の利用は，回復過程でいえば，亜急性期，回復期前期が中心で，活動性が安定してくると，少し目的のある集団の場面などをもちいないと，パラレルな場だけでは，単に無為に作業に安住する場となりやすいので注意が必要です．

パラレルな場は，ひとりで音楽を聴いたり，絵を描いたり，手芸をしたりと，それぞれに自分の活動に取り組んでいるひとの集まりです．それを見て過ごしているうちに，自分も何かしてみたくなり，活動している人に話しかけたり，スタッフに教えてほしいと言ってくる，「何もできないけど，何もしないのは落ち着かないんです」という人などが，それぞれの状態に応じて参加できます．

暖かで柔らかな雰囲気に包まれ，だれでも受け入れてもらえる場が安らぎをもたらし，緊張や自閉の殻を解いていく，ゆるやかな治療構造のなかで，自然なかかわりから生まれる相互の作用により，集う者自らが変わっていく，時の流れに乗じたはたらきかけができる自然体が，「パラレルな場（トポス）」の魅力といえましょう．

入院や入所のプログラムにおいて，パラレルな場は，もっとも現実社会に近く，しかも現実社会に対しモラトリアムな時間と空間が保障され

パラレルな場の構造

開放度	原則的にオープン参加　　　　　　　　　　　（自由参加の保障）
時　間	可能なかぎり毎日，同じ時間帯　　　　　　（適応対象の幅確保） 利用期限は原則として設定しない
場　所	同じ場
活　動	実際に作品や材料・道具などは自由に見てさわれるように，できるだけ多くの種目を用意　　　　　　　　　　　　　（活動欲求の賦活）
課　題	利用者個々に設定
治療者	利用者の援助，場の維持 自己対処行動の支援
人　数	スタッフの慣れ，利用者のレベルにより幅がある 作業療法士1名あたり4～5名くらいであれば個々の話を聞いたり作業を教えたりすることができる いろいろなレベルの人が参加するようになれば，作業療法士1名に対して10名程度は対応できる

た場といえます．あるがままの自分を受け入れてくれるパラレルな場は，自我を必要以上に脅かすことなく，やや退行した行動を含む試行探索行動を保障します．そして，適応的な対処行動を引きおこし，結果として有能感や自己愛を満たし，より現実的な生活世界にむけた歩みを促します．わずかな支持と援助があれば，共に場を過ごす者同士の自然な交流も生まれ，自閉されていた活動性が適度に刺激され，主体的な行動が回復する機会となります．場が成熟すれば，ピア・サポート（peer support）が自然に生まれます．そうした自然な関係のなかで生まれる支えあいが，感情の修正体験として重なれば，自我を強化し対人処理能力が改善される機会にもなるのです．成熟したパラレルな場は，現実場面でありながら，現実社会に対しモラトリアムな時間と空間を提供します．

　作業料理（作業プログラム）も，このような場でどうもてなしに使う

ことができるかが問われます．

3 ● 集団プログラム

　集団プログラムは，個人力動と集団力動の相互作用やマスの効果など，ひとが集まること，ひとを集めることの特性を利用します．通常の集団療法の多くは，1つの集団や介入手段で治療の開始から終了までかかわる形態でおこなわれます．それに対し作業療法では，複数の集団プログラムのなかから，対象者の回復状態に応じて選択し組み合わせを変えながらもちいるシステムプログラムという使い方がなされます．一般の集団療法と作業療法における集団のもちい方の違いは，料理でいえばコース料理とアラカルト料理の違いのようなものでしょうか．

　病的状態からの早期離脱から社会参加にむけた一連のリハビリテーション過程のなか，そのプロセスに応じてさまざまなプログラムが利用され使い分けられることが，作業療法の特徴です．作業療法では集団（ひとの集まりや複数の人のかかわり合い）の機能をかなり広義に利用するため，さまざまな目的の集団プログラムを提供します．「課題志向集団プログラム」は，作業や作業活動にともなう具体的な課題にそって何かを習ったり，学んだり，技術を身につけます．「集団志向プログラム」は，作業を通して集い，ひとと交わり，憩うといったひととのかかわりを目的とします．「力動的集団プログラム」は，集団精神療法における言語の補助もしくは言語の代わりに作業の非言語的コミュニケーション機能をもちいる集団プログラムといえます．

4 ● もてなしの場

　作業療法の形態ということでプログラムの紹介をしましたが，作業をもちいるかかわりは，その人が生活している場でその人が実際におこなう生活行為（目的と意味のある作業）をもちいるときに，その本領が発揮されるということを忘れてはなりません．

注1：原初的没頭（primary maternal preoccupation）
　出生前後しばらく母親は，鋭敏な感受性をもち，乳児を自分の一部のように感じ（同一化）世話をする．母親自身がそうした安定した養育を受けたことが背景にあっておきるとされる．

注2：包む機能（holding）
　「抱きかかえること」「だっこ」とも訳されているが，単に身体で抱くことではなく，優しく抱きかかえ，包み込むような，日常的に繰り返される育児のすべてをいう．

参考資料

- 石谷直子「精神科作業療法における個人療法と集団療法」『精神科作業療法』　星和書店，81-101，1984
- 中村雄二郎『場所（トポス）』弘文堂，1989
- Relph E『*Place and Placelessness*. Pion Limited, 1976』（高野岳彦・他訳『場所の現象学』筑摩書房，1991）
- Winnicott DW『*The family and individual development*. Tavistock Publications Ltd, London, 1965』（牛島定信・監訳『子どもと家庭』誠信書房，1984）
- 山根　寛「パラレルな場の利用」作業療法18，118-125，1999
- 山根　寛「パラレルな場とその利用」『ひとと集団・場第2版』三輪書店，73-88，2007
- 山根　寛「集団・場」『精神障害と作業療法第3版』三輪書店，101-109，2010

4章
作業料理の例

身を感じ　緩め　伸ばし　動かす
身は命と生活の扉を開ける
料り　食べ　満たされ　交わる
食は身を生かす
育て　過ごし（委ね）　感じ　採る
植は心身に安らぎをもたらす
ふれ　こね　水と火の力を借り
土はひとに安心と確からしさをもたらす
聴き　歌い　奏で　創り　踊る
ひとは音とともに喜怒哀楽を超え
ひとは描き　ことばにならぬ思いを表し
言葉で考え　伝え　文化が生まれた

身　食　植　土　音　描　言　七つの素材

七つの素材

　素材がアフォード（afford）するものは何か，それをそのまま受けとめて生かす，アフォーダンス（affordance）的感性が作業療法のセンスです．この章は，1章から3章で述べた作業料理における素材とは何か，そして素材を生かすセンスを養うための作業のもちい方を紹介します．

　作業料理（作業プログラム）は素材ごとにまとめてあります．本書では，この地球というシステムの中に人類が誕生し，進化してきた過程において，ひとの生のいとなみに深く関係があるものを作業療法の素材として取りあげました．

　本書で取りあげた素材は，「身」，「食」，「植」，「土」，「音」，「描」，「言」の七素材です．七つの素材は作業そのものではありません．この素材の特質を生かして作業療法の作業プログラムが得られるのですが，まず最初に，この七つの素材を選んだ理由と，それぞれの素材とひととの関係を簡単に紹介しましょう．

身―感じる・緩める・伸ばす・動かす

　わたしたちはただ一つの身体として存在しています．ひとが生きるためにおこなう作業行為は，すべてこの自分という身体を通しておこなわれ，その行為をおこなうための判断も，すべて身体を通して得られた情報に基づいています．したがって「身」は，命と生活の扉を開けるために身体の基本的な機能を整える，基本の素材といえます．

食―料る・食べる・満たす・交わる

　料り，食べるということは，命を繋ぎ種を残す生理的欲求であり，自立に必要な基本的な生活行為であるとともに，ひとにとっては他者との交流，絆を築き確かめる手だてとしてもちいられます．すなわち「食」は，料理し食べるという「身」を生かしすべての生活行為の根本を支える素材といえます．

植―育てる・過ごす（委ねる）・感じる・採る

　進化の過程において，ひとは植物の恵みにより命を繋ぎ，文明を築いてきたといってもいいでしょう．そのため，植物や植物が育つ環境を活用するために必要なものが淘汰されながら残ったものが，今のわたしたちの基本的な身体機能です．「植」は，植物を育てその育ちや育つ環境に自分を委ねる，ひとが生きるために必要な心身の安らぎを満たす素材といえます．

土―ふれる・こねる・焼く（火）・水

　土は水と共に地球上のすべての命の源です．ひとも植物もすべて土そして水という太陽の放射エネルギーを循環させる素材に支えられて生きています．土から植物を育て，その植物で動物を育て，土をこね固め火の力を借り焼きものを作る．衣食住のほとんどすべてをまかなう「土」，それはひとに安心と確からしさをもたらす素材です．

音―聴く・歌う・奏でる・創る・（踊る）

　音はひとにとって環境であり，情報です．そして自分が発する音（声）は情動の表出です．生老病死や労働，日々のくらしの苦しみを和らげ，自分の力を超えた自然との折り合いにむけて神仏に祈り，さまざまな思いを伝え，交わる，こうした表現行為が音楽として形になったのでしょう．「音」，それはひとが喜怒哀楽を超えて生きるためにすべての

人間に必要な素材といってもよいでしょう．

描―イメージ・非言語・表す・伝える

　描くという行為は，言語として知的に統合される以前の無意識的なものが表現されやすい非言語表現といえます．ひとは，見聞きしたものやイメージしたものを表し伝える手段として，また感情の発散手段として，太古より絵画をもちいてきました．「描」は，そうした非言語的な特性を活かす，表し伝える素材といえます．

言―考える・表す・伝える

　ひとは「ことば」を得たことにより，自分の思いを伝え，他人の気持ちを知り，自分の考えをまとめ，そして文化の伝達，継承といった時空を越えたコミュニケーションができるようになりました．一方「ことば」はすぐれた伝達の手段であると同時に防衛の手段にもなります．「言」，すなわちことばは，社会を形成し，生活を営むために，ひとにとっては欠くことのできないものといえます．

　地球は，土と水が太陽の放射エネルギーを循環させ，それにより動植物が生を得ている一つの生命系といえます．人間はその生命系のなかで，動植物を食し，わが身の命を保ち，種の存続を図るいとなみをしています．そのいとなみの苦しみ，喜びのなかで音楽が生まれ，そのいとなみをともに乗りこえるために，描いて思いを伝え，言葉が生まれたものと思われます．

　「身」，「食」，「植」，「土」，「音」，「描」，「言」，七つの素材の特性を，作業療法ではどのように生かすのか，それぞれの素材ごとに紹介します．

　さあ，思い巡らすより，それぞれの素材にふれてみましょう，五官を

4章　七つの素材

開いて，身体が伝える五感に耳を傾けてみましょう．土にふれ，植物と過ごし，料り食べてみましょう．ことばにならない思いを描いて表し，沸きあがる思いを音楽に委ね，声に出して言ってみましょう．

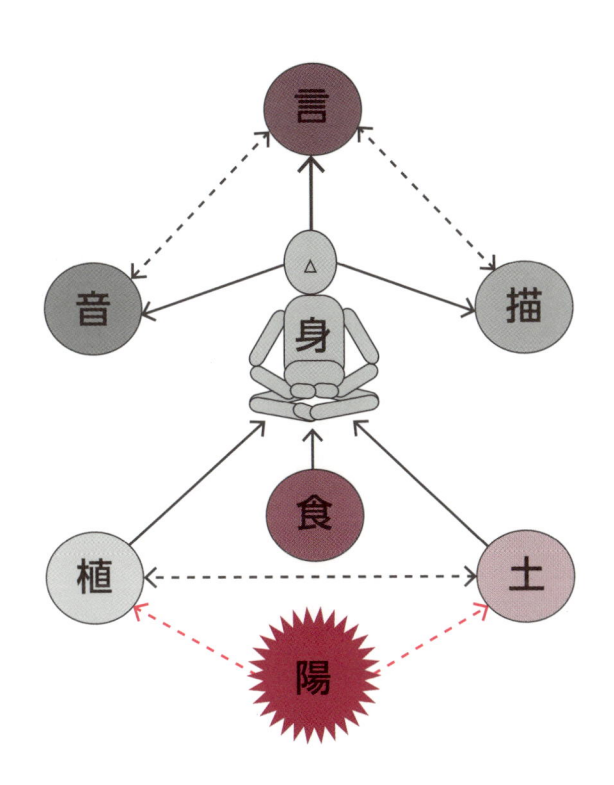

「身」の特性

作業と身体

病いや障害により閉ざされた五感
混乱から自身を守るために閉ざした五感

いま　失われた自分と身体の関係を取りもどすとき
五官を開き　対象にむかい
目的ある作業により　対象を操作する
対象から五官が受けとめる外界の情報
作業活動により自分の身体から生まれる自己情報

五官を開き　五感に聴き
身体を操る　目的にむけて操る
相関する外界情報と自己情報
脳の地図が描きなおされ
身体のものさし（身体図式）が修正され
身体が意味ある「からだ」としてもどってくる
私が身体となり　身体が私になる

そして
意味ある「からだ」となった身体により
聴きとられた五感が
世界を私に意味づける
私を世界に位置づける

（『作業療法の詩・ふたたび』青海社より）

はいはいを始めた赤ん坊は，部屋中を這ってまわり，何か目新しいものを見つけると，触って，舐めてみます．つかまり立ちができるようになると，対象に近づき，触って，操作してそれがどのようなものか確かめようとします．ひとは自らの身体を使って，世界（生活空間）を知り，自分と世界（自分以外の対象）との関係を認識します．そうしてふれて「からだ」で憶えたことが，意識の下に刻みこまれ，ひとの行為を支える基盤になります．

1 ● ひとと身体

　わたしたちは，一人ひとり，ただ一つの身体をもって生まれ，その身体を生きています．よりよく生きるためには，自分の「こころ」や「からだ」が今どのような状態にあるのか，この「身」がどのような状況に置かれているのかを判断し，必要な対処を決め，それを実行に移さなければなりません．この一連の行為は，すべて，わたしという，わたしであるただ一つの身体を通して成り立っているのです．

2 ● 身体と重力

　病いや障害の有無にかかわらず，ひとが（地球上で）生きていくには，重力のなかで自分の身体のバランスを保つことが必要です．寝て，起きて，歩いて，物を操作する，そうしたひとの生活行為のすべては，重力と身体のバランスのなかでおこなわれます．

3 ● 病いや障害と身体

　神経筋骨格系の障害には，末梢神経系の障害と中枢神経系の障害があります．末梢神経系の障害では，筋緊張の低下や運動麻痺，感覚麻痺など，中枢神経系の障害では，運動麻痺や感覚の異常，不随意運動，運動失行，身体失認などにより，身体が思うように動かない，動きがつかめないといったことがみられます．

また，器質的にはこれといった異常はないのに，立てない，歩けないなど，解離性の運動障害がみられることもあります．
　このように心身いずれの障害であっても，病いや障害は，自分と身体との関係性に乖離を引きおこします．自己と身体との関係性が失われると，日常の生活活動が制限されるようになり，社会参加にも制約がなされるようになります．病いや障害により損なわれた日常を回復し，再構築するには，失われた自己と身体との関係性を取りもどすことが必要になります．すなわち自分の今ある身体を認識し，受容し，自分と身体との関係性を取りもどさなければなりません．自分と身体との関係性を取りもどし，身体がリアルな存在として再び機能するようになることで，作業にともなう五感のフィードバック情報（内部情報と外部情報）を確かなものと体感し，感知することができるようになります．
　自分と身体との関係性の回復を通して，ひとは「いま，ここ」にある自分を確認します．「いま，ここ」にある自分と対象との相互的関係が適切に把握されることで，日常を回復し，新たな生活の再構築へとむかうのです．

4 ● 身体をもちいるプログラムの特性

　身体の障害，精神の障害，いずれも，失われた自己と身体との関係性の回復が基盤となります．自分のからだが受け取る外界からの感覚，からだの内部に生じる感覚が適切に入力され，自分が置かれている状況や自分の状態が正しく判断されなければ，身体的なリハビリテーション，精神的なリハビリテーション，いずれの働きかけも十分な効果が得られません．「身」に関するプログラムは，作業療法における共通のプログラムといえます．
　したがって，「身」に関するプログラムは，
　①からだをほぐし，ゆるめ，重力に対する身体のバランスを整える．
　②自己内外の刺激を明確にし，刺激を単純にし，身体が受ける外界か

らの感覚に対する混乱を少なくする．
　③暑い，寒い，熱い，冷たい，硬い，柔らかいなど身体感覚に意識を
　　むけ，現実感の回復を図る．
　④身体を動かしたときの違和感がなくなるようにする．
といった，身体の基本機能を確認し，回復を図るものから始めます．
　そして，
　⑤夜寝て，昼起きて過ごす基本的な1日の生活リズムを取りもどす．
　⑥適度な睡眠と食事，運動により基礎体力をつける．
　⑦自覚して休む，楽しむという気持ちのゆとりがもてるようにする．
など，生活維持機能の回復，身体を基盤とした心身の基本機能を整える
ことで，
　⑧生活体力（情動面，身体面を合わせたストレス耐性）を高める．
　⑨1週間の生活リズムを糺す．
　⑩社会生活技能を身につける．
　⑪健康の自己管理を試みる．
　⑫社会参加を試みる．
といった，自分なりの生活の再構築への取り組みが可能になるよう，段
階的にプログラムを組み立てることが必要です．

5 ● 生活体力

　ひとが生活するうえで必要な体力を生活体力といいます．高齢者の領域では，起居能力・歩行能力・身辺作業（身辺動作）能力・手腕作業（家事動作）能力を総合したものをさしますが，要素的な視点からは次頁の図のように身体的要素と精神的要素があります．
　また，心身いずれの要素にも，能動的に行為を遂行するための行動体力とストレスに耐える防衛体力とがあります．

43

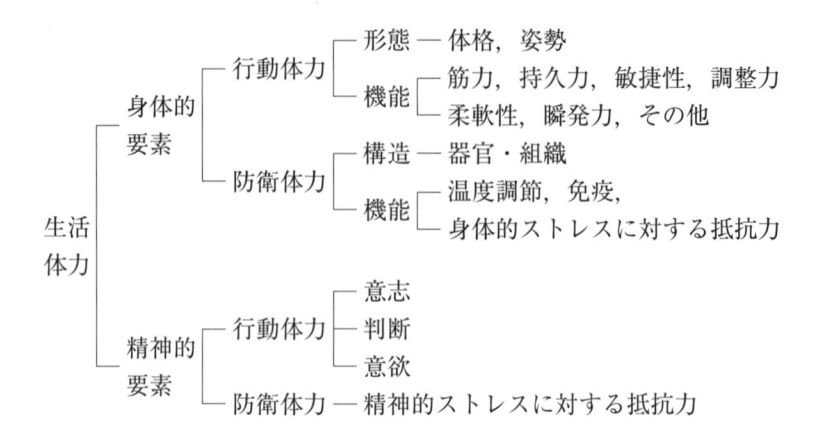

```
                    ┌ 行動体力 ┬ 形態 ─ 体格，姿勢
                    │         └ 機能 ┬ 筋力，持久力，敏捷性，調整力
         ┌ 身体的   │              └ 柔軟性，瞬発力，その他
         │ 要素    │
         │        └ 防衛体力 ┬ 構造 ─ 器官・組織
生活                         └ 機能 ┬ 温度調節，免疫，
体力                                └ 身体的ストレスに対する抵抗力
         │
         │        ┌ 行動体力 ┬ 意志
         │        │         ├ 判断
         └ 精神的 │         └ 意欲
           要素  │
                  └ 防衛体力 ─ 精神的ストレスに対する抵抗力
```

参考資料

・山根　寛・他『精神障害・身体に働きかける作業療法アプローチ』日本作業療法士協会，2006
・山根　寛『治療・援助における二つのコミュニケーション』三輪書店，2008

「身」レシピ①：カラコロ倶楽部そのー
「ほぐす・ゆるめる・ひらく」

1 ● レシピ紹介
「カラコロ倶楽部そのー」は，緊張した身体をほぐし，ゆるめて，からだが感受している感覚に意識をむけたり，目を閉じて自分が置かれている環境や自分の姿勢に意識をむけることで，表在感覚（主に触覚），深部覚（圧覚，位置覚，振動覚など），平衡感覚への感知機能を高め，閉ざされた感覚を開くウオーミングアッププログラムです．

適　応	精神認知機能の障害では亜急性期状態から可能 身体の運動機能の障害では訓練の準備などに
効　用	身体に対する違和感（離人感や体感幻覚など）の減少 身体が受け取る外界からの感覚に対する混乱の減少 身体感覚レベルの現実感の回復 覚醒 緊張の緩和，肩凝り改善，身体のリラクセーション
形　態	並行集団ないし短期課題集団≦5，6～15名（スタッフ1～2名）
時　間	1回1時間程度
期　間	頻度や期間は限定なし．対象の回復状態に応じて決定

2 ● 方法
　視覚に頼らず，他の感覚で自分が置かれた環境と自分の状態をとらえるというものですが，下記に示す流れでおこないます．

❶ 椅坐位－野仏の姿勢
　椅子に座り手を膝の上に置きます．からだの力を抜いて，尻（骨盤）

の上に胴体（腰椎，脊椎，頸椎）があり，胴体の上に首があって首の上に頭がのっているとイメージしながら，石積みの野仏のように，バランスがとれた自然な状態で椅子に座ります（野仏の姿勢といいます）．

自然な状態で座ることができたら，目をつむり，もう一度からだに力が入っているところがないかどうかを確かめ，ゆっくりと呼吸をします．

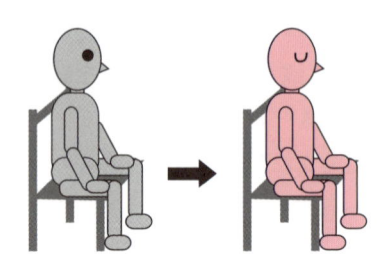

ⓘ 椅坐位－腹で息（腹式呼吸）

呼吸が整ったら，両腕の力を抜いて，ゆっくり，図のように両腕を持ち上げながら息を吐きます．腕を持ち上げると胸郭の空間が広がりますが，このときに息を吐くことで横隔膜が胸郭の空間を狭めるように上にあがり，腹が背中にくっつくようにへこむため，自然に腹式呼吸になります．腕を上げたら，しばらく息を止めて，今度は両腕を下ろしながら自然に息を吸います．これを10回程度繰り返します．息を吸うときは鼻から吸って，吐くときは口から吐きます．

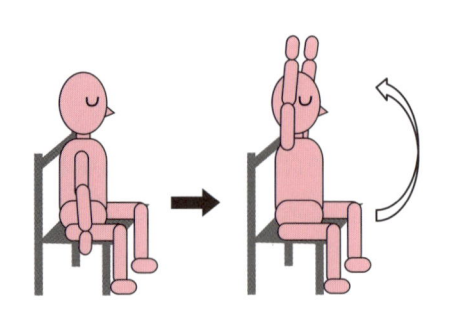

4章　素材－身

ⅲ 椅坐位－とんとんゆるゆる

　次は腰回りの緊張をほぐす動きです．目を開けて，野仏の姿勢にもどり，椅子に浅めに座り背筋を伸ばします．腰に痛みがあるばあいは，痛みのある側の足のももを同じ側の手で横からトントンとたたきます．このとき手指は力を抜いた状態にします（軽く全指が屈曲した状態）．膝から股関節，股関節から膝へと，トントンとたたきながら10往復します．反対の足も同様にたたきます．たたく振動で，腰回りの筋肉の緊張がゆるみ，股関節や腰回りの骨の並びが整います．

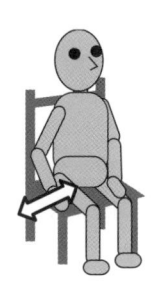

ⅳ 椅坐位－肩の前後

　次は肩を前後に動かします．両肩を後ろに引き胸を前に押し出し，左右の肩甲骨を背中でくっつけるようにして，胸をしっかり開きます．開いたらそのまま少し止めて，ゆっくり力を抜きます．そのまま両肩を胸の前で合わせるように前にすぼめます．これを10回繰り返します．

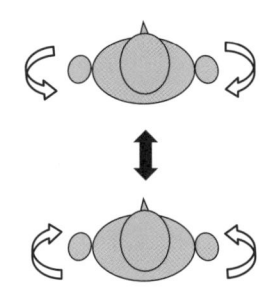

ⓥ 椅坐位－肩の上げ下げ

次は肩の上げ下げです．両肩を耳に近づけるようにグーッと持ち上げ，そのまま4，5秒止めてストンと力を抜きます．これを5回繰り返します．

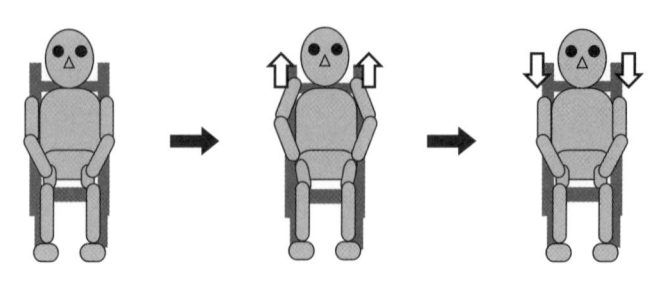

ⓥⅰ 椅坐位－肩まわし

続いて肩を回します．両肩を前から後ろに，ゆっくりと，なめらかに大きく回します．5回ほど回したら，次は反対に，両肩を後ろから前に回します．同じように5回ほど回したら，野仏の姿勢に戻り呼吸を整えます．

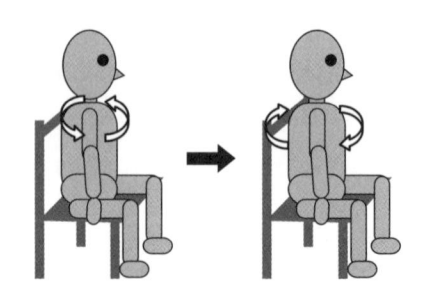

ⓥⅱ 椅坐位－首まわし

次は首を回します．目を閉じて首をゆっくり右回り（天井に時計があるとイメージしその針が回る方向）に回します．グリグリ，ゴリゴリ（「5．注意すること」のⓘⓘキャビテーションエロージョンを起こさない参照）音がするところがあれば，少し柔らかくなるまでゆっくりと回しながら，

「今の自分の体調に合った速さを見つけて回しましょう」と声をかけます．しばらく回したら，反対の左方向に同じように回します．

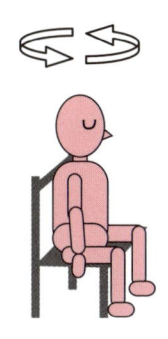

Ⅷ 椅坐位－あべこべ1

　首の後ろで両手の指を組み合わせ，肘を開きながら天井を見上げるように上体を大きく反らします．少し止めたあと，そのまま力をゆるめて，両肘を閉じながらヘソをのぞき込むようにします．この動作を，ゆっくりと4，5回繰り返します．

　上体を反らすときには，目は下に，ヘソを見るときは目は上を見るようにします．同じ動きをゆっくりと4，5回繰り返します．

　少し難しいかもしれませんが，今度は，天井を見るときは背中を丸めて，ヘソを見るときは背中を伸ばすようにして，同じ動きをゆっくり4，5回繰り返します．

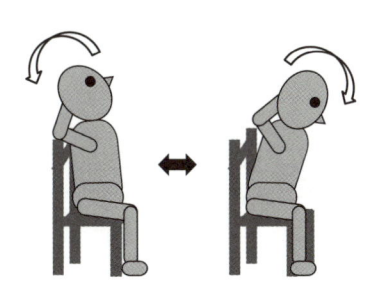

● 椅坐位－あべこべ2

　右手を頭の上から左耳に引っかけ，軽く頭を右に引いて倒します．そのままの姿勢で右の尻を上げ，左の尻に体重をかけます．同じ動きを反対にもします．この左右の動きを4，5回繰り返します．

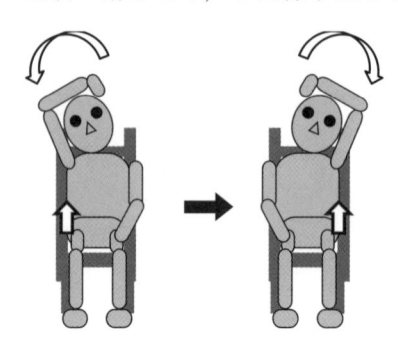

● 椅坐位－ひねる

　上体をひねります．頭の後ろで両手を組んで，ゆっくり上半身を右にひねります．息を吸って吐きながら力を抜くようにすると，からだの力が抜けてさらにひねることができます．数回，呼吸に合わせて力を抜いて上体をひねります．そして，ゆっくり力を抜いて元の姿勢に戻り，反対方向にも同じことをします．

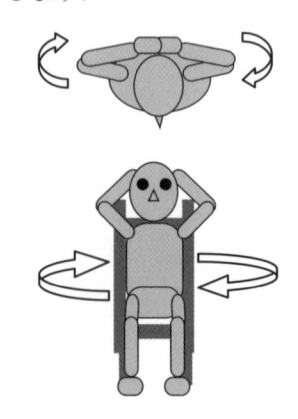

ⓧⁱ 椅坐位—まげる

　両手の指を組んでひっくり返し，手のひらが天井を向くようにして両腕を上げて伸ばし，右側に上体を倒すように曲げます．そのまま息を吸って吐きながら力を抜くことを数回，呼吸に合わせておこないます．ゆっくりと上体を元に戻し，姿勢を整えて力を抜き，反対側にも同じことをし，これを3回繰り返します．

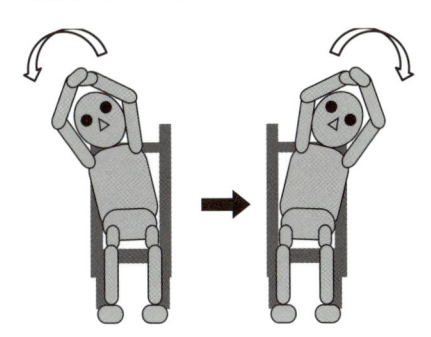

ⓧⁱⁱ 椅坐位—クールダウン

　最後はクールダウンです．目を閉じてゆっくり首を右回りに回します．反対の方向にも同じことをします．野仏の姿勢に戻って，腹式呼吸（両腕を力を抜いて持ち上げながら口から息を吐きます．息を止めて，両腕を下ろしながら息を鼻から自然に吸います）を5回します．

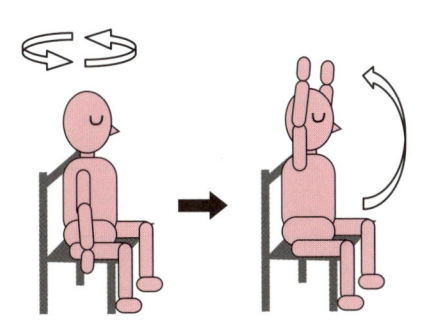

3 ● 適応と効用

　離人感や体感幻覚などのようなからだに対する違和感があったり，緊張が高くからだが感覚する刺激が適切に感知されない状態では，まず，からだが受け取る外界からの感覚に対する混乱をなくし，身体感覚レベルの現実感の回復，身体の覚醒が必要です．

　「カラコロ倶楽部その一」は，バランスの崩れによる転倒予防などを考え椅坐位で緊張したからだをほぐしゆるめ，身体の閉ざされた感覚を開くために，ウオーミングアップ用に組み立てたプログラムです．亜急性期の状態にある人を主な対象に，ストレッチやヨガなどの身体プログラムの前におこなったり，通常の作業療法プログラムに入るための心身の覚醒を図るプログラムとしても幅広い対象に利用できます．

　ウオーミングアップとしてもちいるばあいは，各動きの回数を少なくするなどの工夫をして，全体が15分くらいで終わるようにするといいでしょう．

4 ● 構造

　他者との連携が必要なものではありません．何人でもできますが，単体のプログラムとしておこなうばあいは，5，6～15名程度の並行集団ないし短期課題集団レベルからおこなうことができます．対象者の機能や人数によりスタッフは1～2名でいいでしょう．

5 ● 注意すること

　下記の注意事項に留意し，強く急激な動きにならないようにします．

❶ 反動や弾みをつけない

　からだを伸ばす，曲げる，ひねるは，筋や腱を伸ばすことが目的なので，反動や弾みをつけてはいけません．

ⅱ **キャビテーションエロージョンを起こさない**

　関節は関節包という軟らかい組織で密封されていて，中に関節液があり，関節を動きやすくすると同時に，骨がこすれ合って傷まないように保護しています．強く動かすとこの関節液に小さな気泡が生じ，この気泡が破裂するとポキッというような大きな音がすることがあります．指の関節をポキポキ鳴らすあの現象で，キャビテーションエロージョンといいます．

　このように音がして気泡が破裂するときには，衝撃波が生じて関節軟骨を傷めてしまいます．ひどくなると，関節そのものを壊し，関節面が変形し，関節痛や関節水腫などの原因になります．そのため，首や肩を回すなど関節を動かすときはゆっくりと動かすようにします．

「身」レシピ②：カラコロ倶楽部その二 「ひらく・ゆらぐ」

1 ● レシピ紹介

「カラコロ倶楽部その二」は，「カラコロ倶楽部その一」の立位版に相当します．自然な姿勢で立つということを中心に，からだをほぐし，ゆるめて，からだが感受している感覚に意識をむけるプログラムです．

適　応	回復期前期（初期）状態から可能
効　用	立位バランスの改善 身体の緊張緩和，ストレッチ 生活行為にむけての基本的な感覚の統合 覚醒 立体のバランス訓練
形　態	並行集団ないし短期課題集団≦5，6～15名（スタッフ1～2名）
時　間	1回1時間程度
期　間	頻度や期間は限定なし．対象の回復状態に応じて決定

2 ● 方法

　2本の足で立って一番無理のない姿勢を見つけることに始まり，からだを揺すったり傾けたり回転をさせたりして，身体の自由で楽な動きを整えます．最初は立つことから始めて，段階的に下記の方法を進めましょう．

❶ 立位―ゆらりの姿勢

　まっすぐ立って，余分な筋の緊張をゆるめます．からだの力を抜いて軽く前後左右に揺らしながら，足の裏がしっかり地面をつかみ，その上

に足があり，腰があり，腰（骨盤）の上に胴体（腰椎，脊椎，頸椎）が乗り，その上に頭が乗せられているような，無理のないバランスのとれた自然な状態で立ちます．そうして目をつむり，自分のからだに力が入っているところがないかどうかを確かめて，ゆっくりと呼吸します．

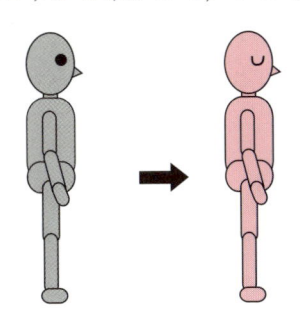

❶ 立位－腕ふりこ

中国の秘法「達磨易筋経」注1という運動です．まっすぐ前方を見て，両足を肩幅に開き背筋を伸ばして，足でしっかりと地面をつかむように立ちます．両腕の力を抜いてまっすぐ伸ばし，一緒に前後に振ります．前に振るときは力を入れず，後ろに振るときに少し力を入れ，反動で戻ってくるようにします．前に振るときに息を吸って，後ろに振るときに息を吐きます．これを200～300回くらい振ります．この運動だけおこなうときには，1,000回，2,000回と振るのがいいといわれています．

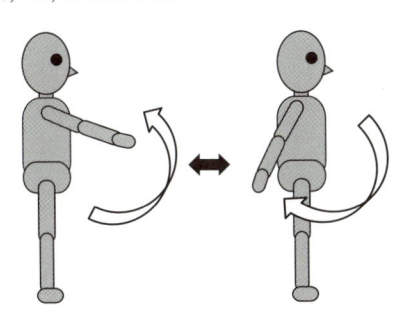

ⅲ 立位－胴ぶるい

　ゆらりの姿勢で立ち，膝を少しゆるめます．からだの真ん中に重力の軸がスッと通っているとイメージして，この軸を回転軸にして，腰をブルブルッと左右に振るようにして弾みをつけて回します．20秒程度揺すり，続いてからだ全体を上下に振るようにして揺らします．これも20秒程度でいいです．揺することで関節間の歪みが糺され，内蔵が正しい位置に戻ります．

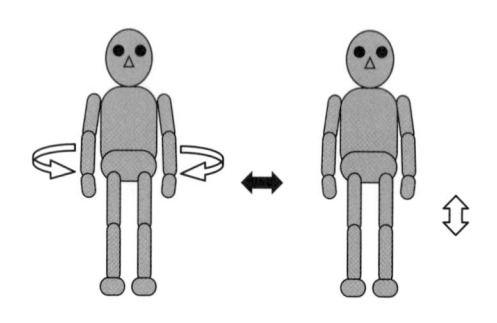

ⅳ 立位－ペンギン歩き

　足を肩幅くらいに開いて立ち，足の裏全体に体重をかけ，膝の屈伸で軽く揺するように上下させます．リズミカルに揺すれるようになったら軽く足踏みを加えます．そうしてからだの動きに合わせて息を吐きながら，小刻みに前進します．

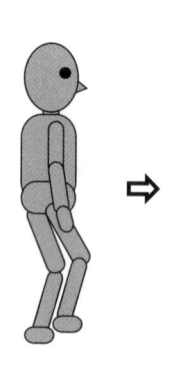

ⓥ 立位－腹で息

　ゆらりの姿勢で，からだの力を抜いてまっすぐ立ちます．目を閉じて，息を吐きながら両腕を持ち上げます．自然に腹が背中にくっつくようにへこみ，腹式呼吸になります．「カラコロ倶楽部その一」の「ⅱ椅坐位－腹で息（腹式呼吸）」でおこなった呼吸と一緒です．両腕を上げたら少し止め，続いて両腕を下ろしながら息を自然に吸います．これを10回程度繰り返します．息を吸うときは必ず鼻から吸って，吐くときは口から吐きます．

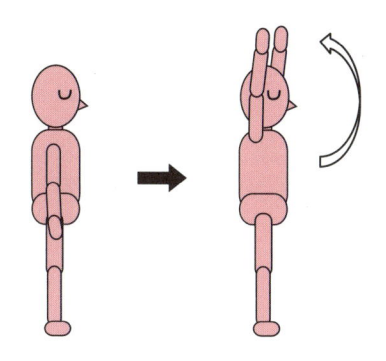

ⓥⅰ 立位－ふりふり

　ゆらりの姿勢で立ち，目を閉じて腰をフラダンスのようにゆっくり左右にリズミカルに振ります．

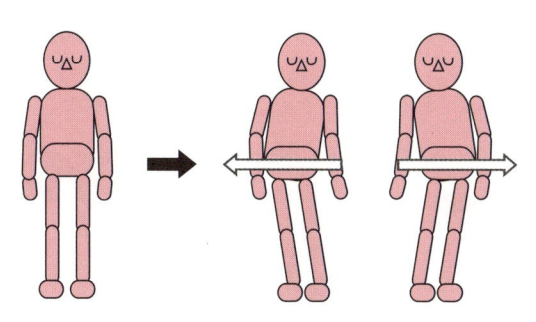

ⅶ 立位−ゆらり・くるり

　目を閉じたまま，足の裏から少しずつ，腰，胴，頭に向けて力を抜き，上体を左右にゆらゆら（20〜30秒）させます．続いて前後にゆらゆら（20〜30秒）させ，左右前後にからだが揺れるようになったら，自分が1本の筆（頭が穂先）になったイメージで，天井に円を描くように，なめらかに上体を回してみます．

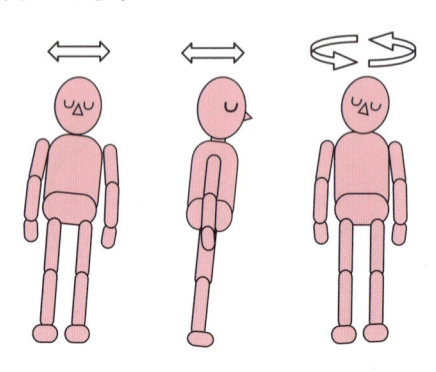

ⅷ 立位−ぶらり

　少し膝を曲げ上体の力を抜いてぶら下げるように前に倒します．腕や顔，首の力を抜き，体重を左右の足底に乗せかえながらゆらゆらと軽く左右に揺らします．しばらく揺れを楽しんだら，膝を少し曲げて腰を軽く落とし，ゆっくりと上体を起こします．上体がまっすぐ起きたら，頭を起こし前方を見ます．この動きはゆっくりなめらかに3回程度繰り返します．

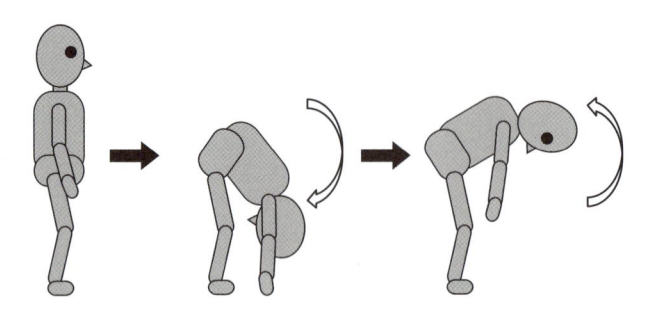

ⅸ 立位－のび・そらし・まげ

体幹のストレッチです．

①体幹のばし

ゆらりの姿勢で立ち，指を組んでひっくり返し，手のひらが天井を向くように両腕を上げ，ゆっくりと天井を押し上げるようにして体幹を伸ばします．しっかり伸びたらゆっくりとかかとを上げながら，さらに両腕を伸ばします．ゆっくりと力を抜きながら，元のゆらりの姿勢に戻り呼吸を整えます．

②体幹そらし

ゆらりの姿勢で立ち，両腕を上げ，グーッと上体を後ろにそらします．グーッと反らしたら，そのまま息を吸って，吸った息を吐きながら力を抜くことを数回，呼吸に合わせておこないます．ゆっくりと力を抜きながら元のゆらりの姿勢に戻り呼吸を整えます．

③体幹側屈

ゆらりの姿勢で立ち，両腕を上げ，右側に上体を倒すように曲げます．しっかり曲げたら，そのまま息を吸って吐きながら力を抜くことを数回，呼吸に合わせておこないます．ゆっくりと力を抜きながらゆらりの姿勢に戻り，反対側にも同じことをします．これを3回繰り返します．

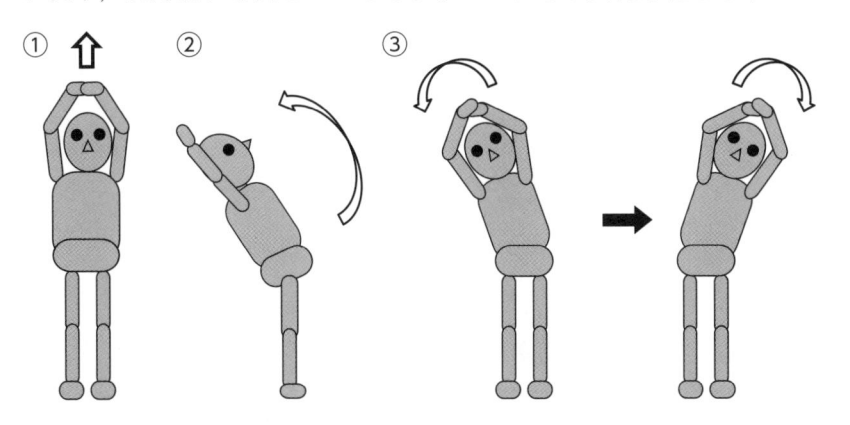

● 立位－肩のストレッチ
①前後
　肩を前後に動かします．まず，胸を前に押し出し左右の肩甲骨を背中でくっつけるようにして両肩をゆっくり後ろに引いて胸を開きます．そのまま少し止めて力を抜き，次に胸をすぼめるようにして両肩をゆっくり前に曲げます．これを10回繰り返します．

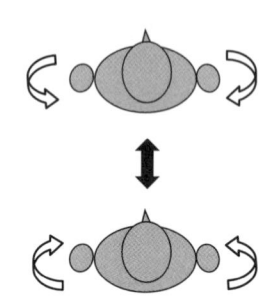

②上げ下げ
　続いて肩の上げ下げです．両肩を耳に近づけるようにして肩を持ち上げ，4，5秒止めてストンと力を抜きます．これは5回繰り返します．

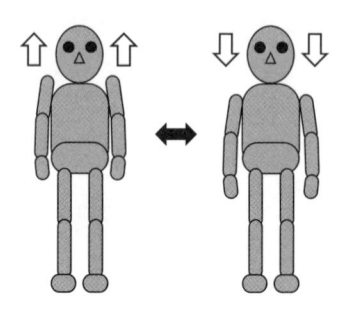

③肩まわし
　肩を回します．両肩を前から後ろに，ゆっくりと，なめらかに大きく回っているかどうかを確かめながら回します．5回ほど回したら，ゆら

りの姿勢で呼吸を整え，同じように今度は，両肩を後ろから前に回します．5回ほど回したら，ゆらりの姿勢で呼吸を整えます．

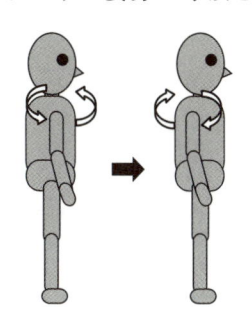

ⅺ 立位－首まわし

　首を回します．目を閉じて首をゆっくり右回り（天井に時計があるとイメージし針が回る方向）に回します．グリグリ，ゴリゴリするところが少し柔らかくなるまでゆっくりと回し，「今の自分の体調に合った速さを見つけて回しましょう」と声をかけます．しばらく回したら，反対の左方向に同じことをします．

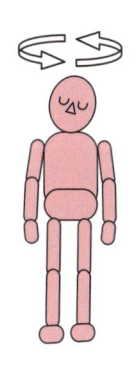

ⅻ 立位－クールダウン

　ゆらりの姿勢に戻して，腹式呼吸（両腕を力を抜いて持ち上げながら口から息を吐きます．息を少し止めて，両腕を下ろしながら息を鼻から自然に

吸います）を5回します．

3 ● 適応と効用
「カラコロ倶楽部その一」が椅子坐位でおこなうのに対し「カラコロ倶楽部その二」は立位でおこないます．そのため，ある程度自分のからだが受け止めている感覚刺激を自覚できないと，バランスを崩して転倒したりすることがあるため，回復期前期（初期）の現実感が回復し始めた時期からなら実施が可能です．

　ひとの生活行為は，歩いて必要な場所に移動し，両手で物を操作することが多く，重力のなかで手を自由に使うには，立位での身体のバランスが大変重要になります．

「カラコロ倶楽部その二」は，立位で身体の緊張をほぐし，ゆるめ，自然にバランスをとるために必要な感覚を開き，ゆらぎの安定のウオーミングアップ用に組み立てたプログラムです．通常の作業療法プログラムに入るための，心身の覚醒を図るプログラムとしても幅広い対象に利用できます．ウオーミングアップとしてもちいるばあいは，各動きの回数を少なくするなどの工夫をして，全体が15分くらいで終わるようにするとよいでしょう．

4 ● 構造
　特に他者との連携が必要なものではありません．何人でもできますが，単体のプログラムとしておこなうばあいは，5，6〜15名程度の並行集団ないし短期課題集団レベルからおこなうことができます．対象者の機能や人数によりスタッフは1〜2名でいいでしょう．

5 ● 注意すること
「カラコロ倶楽部その一」と同様に反動や弾みをつけないこと，キャビテーションエロージョンを起こさないことが大切です．

注1：達磨易筋経（だるまえっきんきょう）

　馬王堆遺跡から出土した医療関係の古文書「達磨易筋経」12巻をさす．

　腕の前後振りのほかに，腕を振って腰を左右に回転させる方法もある．腰の回転は，両腕の力を抜いて左右に身体に巻き付けるようにして腰を回転させる．

　腕振り運動で胃腸がほぐされ，消化吸収がよくなる．また四肢が運動し背，胸，腹を引っ張って動かすため血液の循環がよくなり血液の停滞が解消される．自律神経系と密接な関係にある深部背筋から殿筋群を伸ばし柔らかくすることで，心血管系統や呼吸器系統，消化器系統の機能改善になり，情緒面でも適度な賦活と鎮静の効果がある．

「身」レシピ③：カラコロ倶楽部その三
「ひらく・ゆだねる」

1 ● レシピ紹介

「カラコロ倶楽部その三」は，目を閉じて，視覚に頼らず，表在感覚（主に触覚），深部覚（圧覚，位置覚，振動覚など），平衡感覚，聴覚などをもちいて歩いたり走ったりすることで，閉ざされたからだの「感覚をひらく」ことを目的としたプログラムです．また他者と組んでおこなうことで，他者を信頼して自分のからだを「ひらく」とともに「ゆだねる」「まかせる」という基本的な信頼感の回復が生まれます．

適 応	独歩が可能なら対象や障害は特に選びませんが， 主に， 回復期前期の現実感が少し回復した状態から回復期後期の状態
効 用	触覚，位置覚，平衡感覚，聴覚などの感覚知覚機能の回復促進 身体自我の回復 身体図式の賦活 姿勢や歩容の改善 他者への基本的な信頼感 転倒予防，立位のバランス訓練
形 態	短期課題集団≦5，6～15名（スタッフ1～2名）
時 間	1回1時間程度
期 間	頻度や期間は限定なし．対象の回復状態に応じて決定

2 ● 方法

　数人が手をつないで走り回れる程度の空間があればどこでも可能です．軽いストレッチや首回しなどのウオーミングアップを十分した後，段階的に進めます．

ⓘ ひらく

　ゆらりの姿勢で静かに立ち，目を閉じます．足の裏でしっかりと地面をつかみ，両足の上に腰があり，腰の上に腰椎，脊椎，頸椎が乗り，その上に頭が乗っているという，自分のからだの状態を確かめます．そしてからだの力を抜いて，ゆっくりと呼吸し，呼吸が整ったら，どこからどんな音が聞こえてくるか，風があればその方向や強さなど，視覚以外の感覚に意識を集中します．

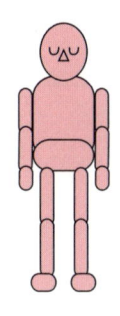

ⓘⓘ 一人静か

　静かに立って，目を閉じてⓘと同じように足の裏に意識を集中します．そして地面の状態を確かめながらゆっくり歩きます（およそ2m四方）．歩くときは，前屈みになったり，腰を引いたりせず，目を開けているときと同じようにまっすぐ立って歩きます．

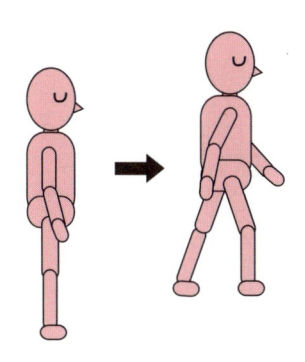

ⅲ 手の鳴る方に

　2人1組になって，1人が目を閉じて，もう1人が適当な間隔で手をたたきながら歩いて誘導します．目を閉じた者は手の鳴る方に向かって歩いてみます．

　聴覚に意識を集中して手の鳴る方向をしっかり確かめ，方向を修正して歩きます．2人の距離は，2mくらいから始め，次第にその距離を離します．

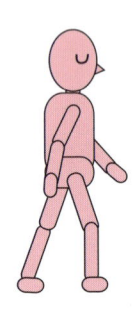

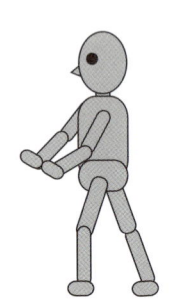

ⅳ 二人静か

　2人で並んで手をつないで目を閉じます．目を閉じたまま，つないだ手でお互いの動きを感じとりながら，足の裏で地面のようすを確認して，2人でゆっくり一緒に歩いてみます．手に伝わるお互いの動きを確認しながら歩きます．手をつないでいるお互いを信頼する気持ちが大切です．

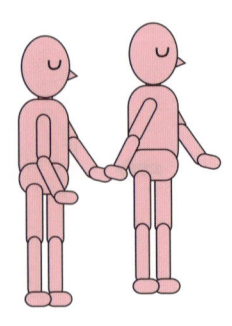

4章 素材―身

ⅴ ムカデ歩き

　数人が縦一列に並び，先頭の者だけ目を開け，他の者は目を閉じて，前の人の右肩に自分の右手を置きます．先頭の者はゆっくりといろいろな方向に歩き，他の者は，前の人の動きを右手でとらえ，足の裏で地面のようすを確かめながら，前の人の肩から手が離れないようについて歩きます．慌てず，相互に信頼する気持ちが大切です．

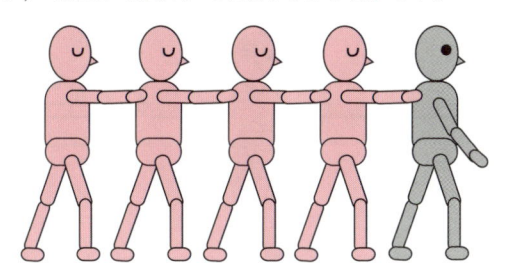

ⅵ みんなで夜道

　ムカデ歩きの形で並び，先頭者以外は目を閉じます．先頭者は列から離れて，列の方を向き，適当な間隔で手をたたきながら歩いて，目を閉じた列を誘導します．目を閉じた列の先頭の者は，手の鳴る方向を確かめてその方向に向かって歩きます．目を閉じた者は，それぞれ前の人の動きを右手でとらえ，足の裏で地面のようすを探りながら，前の人の肩から手が離れないようについて歩きます．

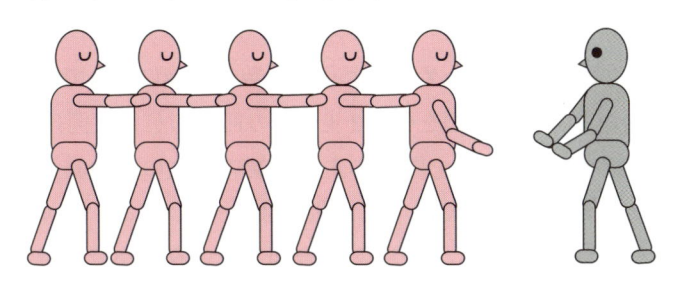

67

ⅶ 風に乗る

　3人で手をつないで，横一列に広がります．両端の2人（グライダーの翼）が目を閉じて，中の1人（グライダーの操縦士）だけが目を開けてゆっくりと歩き始め，次第に早足にします．

　翼の部分の人数を左右に同数ずつ増やして大型グライダーにすることができます．このときも目を開けるのは中央の1人だけです．

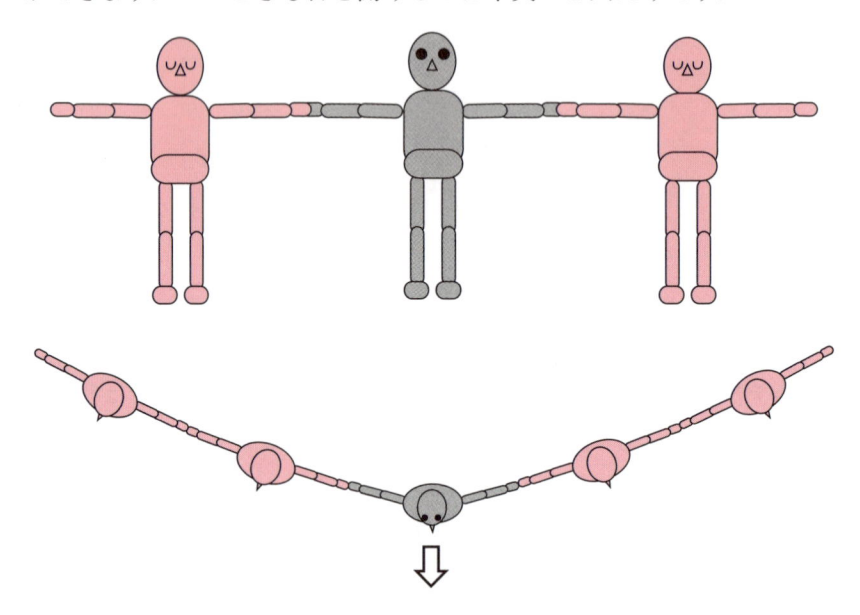

ⅷ 大漁

　「風に乗る」の大型グライダーのように，数人で横に並んで手をつなぎます．両端の2人だけ（網を引く2隻の船の部分）が目を開け，それ以外の人（漁網の部分）は目を閉じます．両端の2隻の船の誘導で漁を始めます．2名がゆっくり大きな網で魚をすくうように歩き回り，何か（大きな木や花など）を囲んで止まり，合図をしてみんなで同時に目を開けます．

　網の部分の人数は，2人くらいから始め，次第に増やしてみます．

4章 素材―身

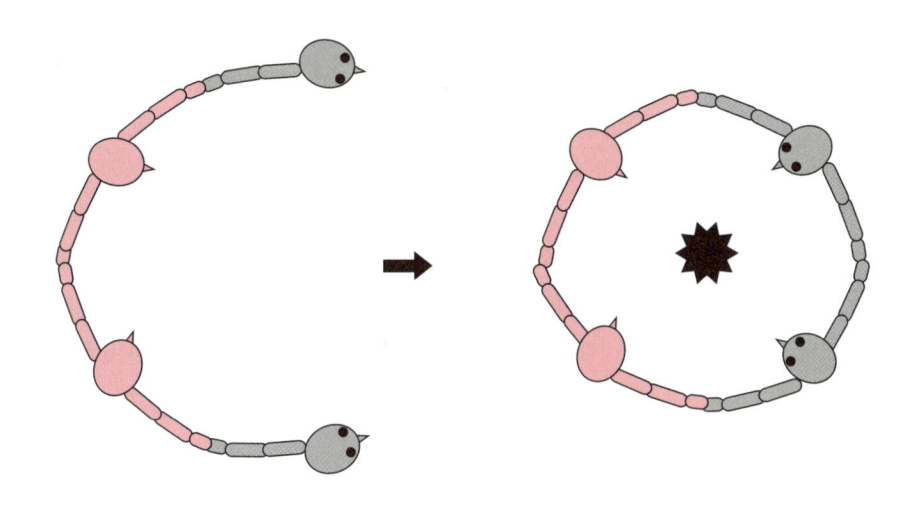

ⓘₓ 一直線

　まっすぐ立って，前方の1点（到達目標地点）を注視します．そうして目を閉じて，注視した地点を目指して歩き，ここと思うところで止まり目を開け，まっすぐ歩けたかどうか，目指した位置まで歩いているかどうかを確認します．最初は5mくらいから始め，少しずつ到達目標地点を遠くにします．身体図式がしっかり修正されているかどうかの確認になります．

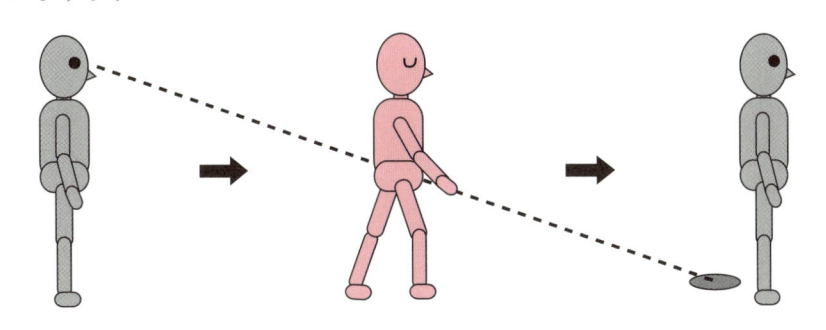

69

3 ● 背景と効用

「カラコロ倶楽部その三」は，目を閉じて，手の表在感覚（主に触覚），姿勢や動きを知る深部覚（圧覚，位置覚，振動覚など），平衡感覚，聴覚などをもちいて歩いたり走ったりすることで，閉ざされたからだの「感覚をひらく」ことを目的としたプログラムです．その一やその二と異なり移動が入るため，感覚だけでなく，他者と組んでおこなうことで，他者への信頼という新たな機能が必要になるプログラムです．他者を信頼して自分を「ゆだねる」「まかせる」という基本的な信頼感の回復も期待できます．

4 ● 構造

2，3人でもいいのですが，最低5，6名から15名程度が適しています．それより人数が多いときには，複数のグループに分けることも可能です．並行集団ないし短期課題集団レベルからおこなうことができ，対象者の機能や人数によりますがスタッフは1～2名で十分です．

5 ● 注意すること

「⑰風に乗る」のときには，閉眼に不安が強い人の転倒に注意しましょう．

「身」レシピ④：リラクセーション体操

1 ● レシピ紹介

「リラクセーション体操」は，心身全体のリラクセーションを目的とするもので，あらゆる活動のウオーミングアッププログラムに利用できます．椅坐位や立位での「ぶらり」「のび・そらし・まげ」「首まわし」などのストレッチや前庭覚刺激と漸進的弛緩を組み合わせたもので，からだをほぐし，ゆるめ，リラクセーションと覚醒をおこないます．

適 応	対象や障害は特に選ばず回復期前期（初期）状態から可能
効 用	立位バランスの改善 身体の緊張緩和 心身全体のリラクセーション 覚醒
形 態	短期課題集団≦5，6名≦（スタッフは1～2名）
時 間	1回15～20分程度，毎日でも可
期 間	頻度や期間は限定なし

2 ● 方法

まず，椅子を用意して輪になって座ります．基本の動きは，「上→右→左→後ろ→前」で，正確さより流れ（リズム）を大切にします．背景音楽をもちい，ゆるめな流れのなかで，適時，言葉で意識化を図ります．

最初は，下記に示すように，椅坐位によるストレッチや前庭覚刺激で少しからだをゆるめて覚醒させ，次いで立位でバランスをとりながらストレッチや前庭覚刺激をあたえます．からだの準備が整ったら，再び椅坐位になり，漸進的弛緩によるリラクセーションをおこないます．最後にもう一度立位になり，覚醒のためのストレッチやスキンシップをしま

す．
　漸進的弛緩は，息を吸って身体の一部にグッと力を入れて，しばらくそのままにて，息を吐きながら力を抜き，緊張がゆるむ感覚を味わいます．

🛈 椅子坐位 1
　身体の準備のためのストレッチ，覚醒刺激として前庭覚刺激を入力します．

①首まわし
「カラコロ倶楽部その一」の野仏の姿勢で目を閉じて，「天井に時計があるとイメージし，その針が回る方向にゆっくり回しましょう」と声をかけます．回し始めてしばらくしたら，「グリグリ，ゴリゴリするところが少し柔らかくなるまでゆっくりと回しましょう」と声をかけます．少し回して「今の自分の体調に合った速さを見つけて回しましょう」と次の声をかけます．
　しばらく回したら「回すのをゆっくりと止めて，今度は反対に回しましょう」と声をかけ，反対の左方向に同じように首を回します．

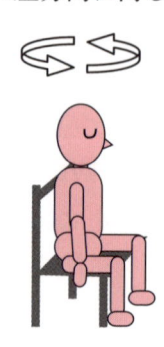

②肩まわし

「両肩を回しましょう．前から後ろに，ゆっくりと，なめらかに大きく回っているかどうかを確かめながら回しましょう」と声をかけます．5回ほど回したら，次いで「次は後ろから前に回しましょう」と声をかけ，5回ほど回したら，野仏の姿勢に戻り呼吸を整えます．

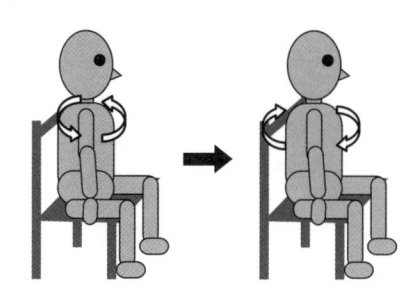

③のび

両手の指を組んでひっくり返し，手のひらが天井を向くように両腕を上げ，「そのままグーッと天井を押し上げるようにして，両腕をしっかり伸ばし背伸びをしましょう」と声をかけます．しっかりと伸びたら少し止めてから，ゆっくりと力を抜きながら野仏の姿勢に戻り呼吸を整えます．

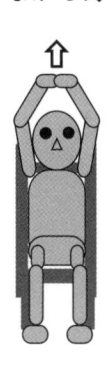

④まげ（左右）

③と同じように両腕を上げ，「右側にからだを曲げます．大きく息を吸って吐きながら力を抜くようにして曲げましょう」と声をかけます．

次いで「ゆっくり力を抜いて，次は反対側にからだを曲げます．同じように大きく息を吸って吐きながら力を抜くようにして曲げます」と声をかけ，3回繰り返し野仏の姿勢に戻り呼吸を整えます．

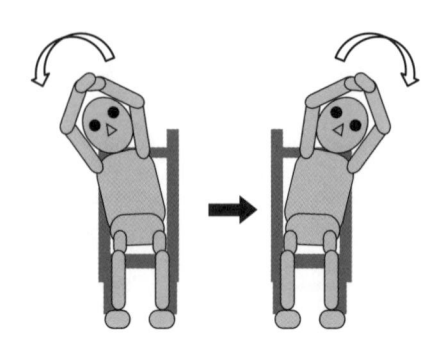

⑤まげ（前）
「力を抜いて，両手を足のつま先に向けて伸ばすようにしてゆっくりからだを前に倒します．大きく息を吸って吐きながら力を抜くようにして曲げましょう」と声をかけます．そのまま少し止めてから，ゆっくりと力を抜きながら野仏の姿勢に戻り呼吸を整えます．

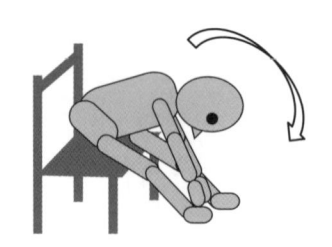

⑥ひねり
「左手を右足のつま先に向けて，右手は後方の天井に向けてまっすぐ伸ばすようにしてゆっくりからだを右にひねりながら前に倒します．大きく息を吸って吐きながら力を抜くようにして曲げましょう」と声をかけます．次いで「ゆっくり力を抜いて，次は反対側にも同じようにします．右手を左足のつま先に，左手は後方の天井に向けて伸ばしましょう」と

声をかけ，そのまま少し止めてから，ゆっくりと力を抜きながら野仏の姿勢に戻り呼吸を整えます．

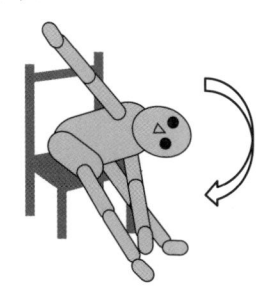

⑦**腹筋**

「少し浅く腰掛けて，できるだけ椅子をつかまないようにして両足をそろえてまっすぐ前に伸ばしましょう」と声をかけます．次いで「つま先で○を描いてみましょう」と声をかけ，空中文字などを書いて，腹筋をしっかり動かします．

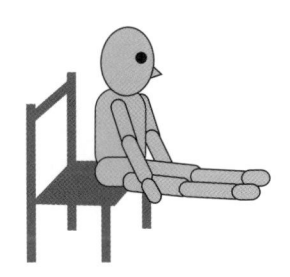

ⅱ 立位1

身体の準備のための立位でのストレッチと覚醒刺激として前庭覚刺激を入力するものです．開始時はゆらりの姿勢をとってもらいます．

⑧**のび・そらし・まげ**

ゆらりの姿勢で静かに立ち，両手の指を組んでひっくり返し，手のひらが天井を向くように両腕を上げ，「そのままグーッと天井を押し上げ

るようにして，両腕をしっかり伸ばし背伸びをしましょう」と声をかけます．力を抜きながらゆらりの姿勢に戻り呼吸を整えます．

呼吸が整ったら，同じように両腕を上げ，「今度はからだを大きく後ろにそらしましょう」と声をかけます．力を抜きながらゆらりの姿勢に戻り呼吸を整えます．

呼吸が整ったらもう一度，同じように両腕を上げ，「右側にからだを曲げましょう．大きく息を吸って吐きながら力を抜くようにして曲げます」と声をかけます．次いで「ゆっくり力を抜いて，次は反対側にからだを曲げましょう．同じように大きく息を吸って吐きながら力を抜くようにして曲げます」と声をかけ，これを3回繰り返し，ゆっくりと力を抜きながらゆらりの姿勢に戻り呼吸を整えます．

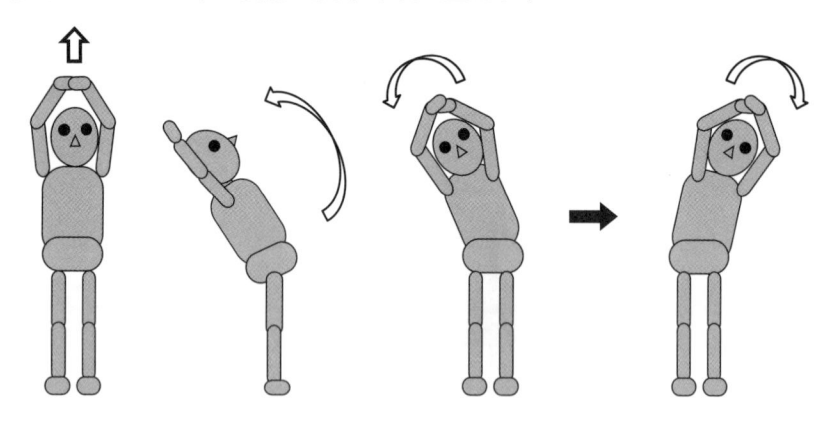

⑨ぶらり

ゆらりの姿勢で，「少し膝を曲げ上体の力を抜いてぶら下げるように前に倒します．腕や顔，首の力を抜き，足の裏でからだの重さを左右に乗せかえながらゆらゆらと軽く左右に揺らしてみましょう」と声をかけます．しばらく揺れを楽しんだら，「少し膝を曲げて腰を軽く落とし，ゆっくりと上体を起こしましょう」と声をかけ，ゆらりの姿勢に戻ります．

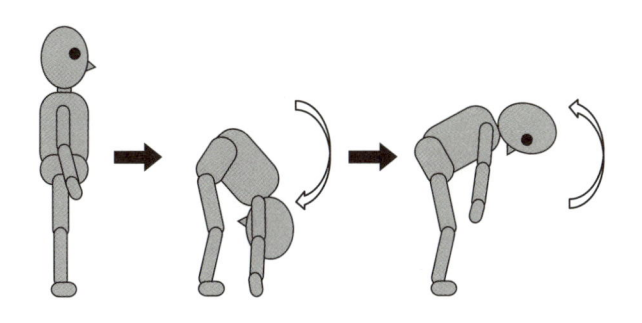

⑩首まわし

ゆらりの姿勢で,「目を閉じて首をゆっくり右回りに回します.グリグリ,ゴリゴリするところが少し柔らかくなるまでゆっくりと回します.今の自分の体調に合った速さを見つけて回しましょう」と声をかけます.しばらく回したら,反対の左方向に同じことをします.

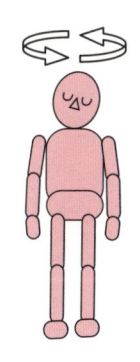

ⅲ 坐位2　漸進的弛緩によるリラクセーション

まず,椅子に座り野仏の姿勢で呼吸を整えます.

⑪右半身・左半身

「最初は,右手に力を入れます.大きく息を吸いながら右手をグッと握りしめて,手から腕,肩までしっかりと力を入れましょう」と声をかけます.力を入れたら,少しそのまま止めて「ゆっくりと息を吐きながら

右手の力を抜いていきましょう」と声をかけ，これを2回繰り返し，力が入っているときと抜くときにどのような感じがするかを確かめます．

　続いて「今度は，右半身に力を入れます．大きく息を吸いながら右手と右足に力を入れます．右半身全体をしっかり硬くしましょう」と声をかけます．同じように力を入れたら，少しそのまま止めて「ゆっくりと息を吐きながら右手右足の力を抜いていきましょう」と声をかけ，これを2回繰り返します．

　同様に，左半身についても左手から始め，左半身全体に力を入れて抜くことを2回ずつ繰り返します．

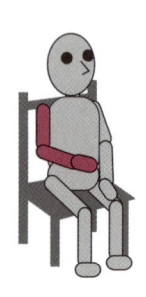

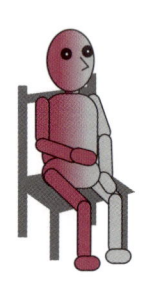

⑫上半身

「次は，上半身に力を入れます．大きく息を吸いながら右と左両方の拳に力を入れ，両腕から肩，胸，ヘソから上の上半身全体にしっかり力を入れましょう」と声をかけます．力を入れたら，少しそのまま止めて「ゆっくりと息を吐きながら両手の力を抜いていきましょう」と声をかけます．これを2回繰り返します．

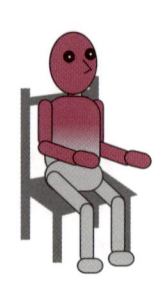

⑬全身

「最後は，全身に力を入れます．大きく息を吸いながら両手両足に力を入れ，からだの中心に力を集めるようにして全身を硬くしましょう」と声をかけます．力を入れたら，少し止めて「ゆっくりと息を吐きながら両手両足の力を抜いていきましょう」と声をかけ，これを2回おこないます．

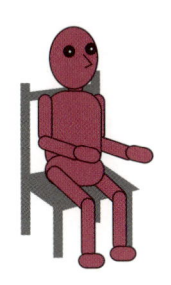

⑭首まわし

「ⅰ 椅子坐位の①首まわし」と同じ首まわしをして野仏の姿勢に戻り，呼吸を整えます．

ⅳ 立位2

リラクセーションした後に，活動状態を整えるための覚醒です．

⑮のび・ねじり

「ⅱ 立位1の⑧のび・そらし・まげ」の「のび」をした後，「頭の後ろで両手を組んで，ゆっくり上半身を右にねじります．大きく息を吸って吐きながら力を抜くようにしてねじりましょう」と声をかけます．ゆっくりと力を抜いて元の姿勢に戻り，反対方向に同じことをします．これを2回繰り返します．

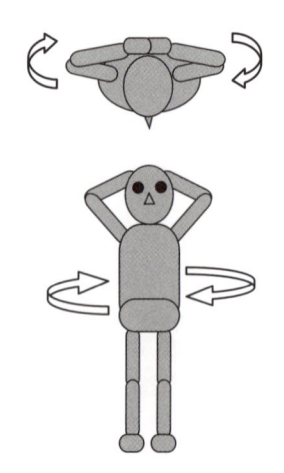

⑯立位漸進的弛緩

「最後は，立ったまま全身に力を入れます．大きく息を吸いながら両手両足に力を入れ，グーッとヘソに向けて力を集めるようにして全身にしっかり力を入れます」と声をかけます．そのまま少し止めて「ゆっくりと息を吐きながら両手両足の力を抜いていきましょう」と声をかけます．これを2回繰り返します．

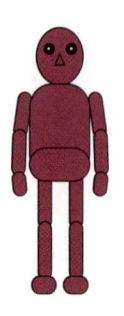

⑰立位で腹式呼吸

ゆらりの姿勢で目を閉じたまま腹式呼吸をします．「力を抜いて，ゆっくり両腕を持ち上げながら息を吐きます．自然にお腹が背中にくっつきます．そのまま少し止めて，両腕を下ろしながら息を自然に吸いま

す」と声をかけます．目を閉じ両腕の力を抜いて持ち上げながら息を吐きます．自然に腹が背中にくっつくようにへこみ，腹式呼吸になります．これを10回程度繰り返します．

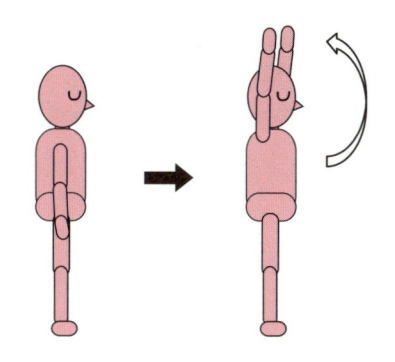

⑱肩たたき

　仕上げは肩たたきです．人数が少ないときは縦一列に，多いときは輪になって，前の人の肩をたたきます．「もう少し強くとか弱くとか，後ろの人に注文しましょう」と声をかけあいます．自分が前の人の肩をたたくだけでなく，後ろの人にたたいてもらっているのがどんな感じかに注意を払うこと，そしてそれに対する調整を伝えることで，遠慮せずに思いを伝えるという相互のコミュニケーションになり，アイスブレークの役割を果たします．

　この肩たたきはたたき方が重要で，手に力を入れずに，重力に任せてストンストンと相手の肩の上に手を落とすようにして，肩の内から外へ，外から内へと繰り返します．しばらくたたいたら，逆向きになってそれまでたたいてもらった人の肩をたたきます．

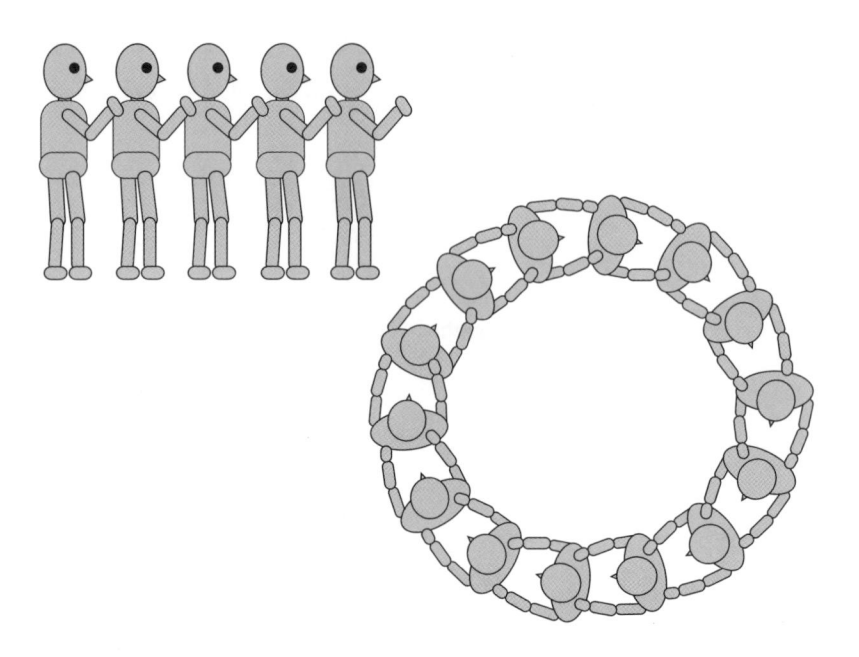

3 ● 背景と効用

　筆者が精神系総合病院で作業療法の臨床を始めたころ，患者さんたちの身体の動きが気になりました．ラジオ体操がよくされていたのですが，リズムに乗れずに身体がちぐはぐに動いたり，動きが止まってしまう人，ストレッチのような動きに十分に身体がついていかず，手足を伸ばすと伸張反射のようにブレーキがかかる人，歩容のおかしい人，うつむき姿勢で首を動かさない人などが多くみられました．

　それが精神病の人の特徴ともいわれていましたが，自分と身体とが乖離した状態が自分や自分が置かれている状況の把握を曖昧にし，生活行為にも影響しているように思われました．

　それで，本当に心身をリラックスさせる方法はないかと試行錯誤を重ね，リズムに影響されずリラックスできる背景音（自然音やさまざまな音楽）やヒーリングミュージックなどから，リズムが身体の動きに大きく影響しないものをいくつか探しました．そうした音や音楽を背景に，

セラピストのことばがけにより，適切な運動企画や感覚への注意を促すという，本法の形が生まれたのです．

このプログラムは，心身の緊張をほぐし，ゆるめ，立位バランスの改善や心身全体のリラクセーション，覚醒に適しているため，単体でも，他の活動に入る前のウオーミングアップとしても使うことができます．

4 ● 構造

回復期前期（初期）に相当する程度に現実感が回復すれば，対象を選ばず，何名からでもできるのがこのプログラムの特徴です．時間は1回15〜20分程度，プログラムで用いる椅子は，肘掛けのない座面がしっかりした安定性のいいものがよいでしょう．

5 ● 注意すること

首まわしなど，前庭覚刺激が入る動きのばあい，目が回り転倒したり，「ぶらり」で上体を起こすときに立ちくらみのような状態になったり，漸進的弛緩で力を入れたらゆるめられない人や，急に力を抜いて脱力発作のように倒れてしまう人がいます．多くは，慢性状態であまり身体を動かさない人が，こうした動きに慣れない間にみられる現象なので，2，3度参加して，身体を動かすことに慣れればみられなくなります．

また，目を閉じることができない（閉じると不安になる）人が見受けられます．そうした人のばあいには，目を閉じてもらわないほうがいいでしょう．

6 ● 応用

リラクセーションを目的に単体プログラムとして実施するばあいは，「Ⅳ 立位2」の代わりに，横になることができる場（ヨガマットなども効果的）で，仰向けに寝て目を閉じて，身体全体の力を抜くようにするとより効果的です．横になれば，そのまま短時間の睡眠が始まるくらい心身の緊張がほぐれます．

「身」レシピ⑤：散歩―散歩が使えれば作業療法のプロ

1 ● レシピ紹介
「散歩」は，外出のように特定の目的はなく，ただぶらぶらと散策することで，歩くという基本的な動作が可能であれば誰でもできます．特別な技能や準備を必要とせず，1人でも，何人かで連れ立ってでも，自由なときに，自由な時間で，気に入った場所でおこなうことができるのが散歩の特徴です．散歩は，日常的な生活のなかにある非日常的な時空を生かしたかかわりができます．散歩が使いこなせるようになれば，作業療法のプロといってもいいくらい大切な基本プログラムです．

適　応	対象や障害を選ばず，亜急性期状態から可能
効　用	生活リズムや生体リズム，体内時計の整え 気分転換，ストレス解消 運動不足解消 気持ちの整え 循環機能，呼吸機能の維持改善 心身機能の穏やかな活性化
形　態	並行集団≦人数は問わないが，≦10名（スタッフは1～2名）
時　間	1回30分から1時間程度
期　間	頻度や期間は限定なし

2 ● 方法
　散歩は基本的に集団でするものではなく，個人もしくは少人数でするほうがいいですね．参加する人の心身の機能やスタッフ数に応じて，人数を決めます．プログラムとしての散歩は，参加者の状態や季節，天候などを考慮して一応コースを決めておこないます．いくつかのコースを

用意しておき，なじみのコースになるようにそしてマンネリ化しないように工夫するとよいでしょう．

　また対象者に応じて，散歩に適した履き物や服装（気温や体温に応じて脱いだり羽織ったりできるほうがよい），身体機能に応じて杖や車いす，折りたたみの椅子，何かの折の連絡用の携帯電話や簡単な救急処置用品，お茶などの飲み物の用意も必要です．季節に応じて暑さや寒さに対する備えが必要なばあいもあります．必要に応じて，道路事情なども事前に確認しておくとよいでしょう．

　散歩では，四季折々の移り変わりや町並みの変化，目に入るさまざまな動植物などに触れることが大切ですが，そうした刺激に無頓着な人や感覚を遮断しているような人もいます．そのため，それぞれが五感（視覚，聴覚，嗅覚，触覚，固有覚など）を通して，自分のからだの状態や周りの環境に意識がむくようなことばかけをすることが大切です．

　そうした「五官を開き，五感に聴く」ことばかけとしては，たとえば次のようなものがあります．

　　出かける前に，
「寒く（暑く）はないですか」
「雨上がりなので足下滑らないように気をつけましょうね」
このことばかけで自分の身体感覚に意識がむけられます．

　　歩き始めたら，周りの環境に少し意識がむくように，
「あの花なんでしょうね．きれいですね」
「これいい匂いがしますよ」
学校帰りの子どもがいれば，
「小学生はもう学校が終わったのかな」
こうしたことばかけを自然な会話としてできるようになるといいですね．

　　散歩が終われば，お茶と雑談の時間を設け，散歩の感想を話し合いながら，心身の状態の確認します．

　　散歩は，参加者の疲労などに対して細心の注意を払う必要があります

が，管理が強すぎると散歩のよさがなくなるため，散歩が歩行訓練になってしまわないように気をつけましょう．

また散歩に過剰はよくありません．一度に長時間するより，日々の日課として，無理なく続けることに意味があります．最初は週に一度くらいから始め，無理なく個々に応じた時間と回数が習慣化されるといいですね．

3 ● 適応と効用

特に重度の機能障害がなければ，亜急性期状態の人でもできるのが散歩のよいところです．車いすでの移動も含めて歩くことができれば，年齢や障害，性別を問いません．たかが散歩，されど散歩です．

歩くということは，まず離床と更衣に始まり，普通に生活するうえで必要な感覚や中枢神経系が働き，全身の筋や関節がバランスを保って使われることで，循環機能や呼吸機能が自然に賦活され，心身の機能全体が穏やかに活性化されます．歩くだけで，自律神経系を含む多くの生体リズムが整えられ，気分の転換，ストレス解消，運動不足の解消になります．習慣化すれば，生活リズムも整って，生きているということに気持ちが開かれるようにもなります．

米国イリノイ大学のArthur F. Kramer教授らが，2012 National Academy of Sciencesで「1回1時間，週3回程度の散歩で老化にともなう脳の衰えを防止できる」(Exercise training increases size of hippocampus and improves memory)と発表しているように，歩くということは運動機能だけでなく，脳機能にも大きな効果をもたらします．

4 ● 構造

1人でも，他の人と一緒でもできますが，集団行動にならないよう，多くても10人くらいまで，できれば5，6人くらいまでが適切です．まったく雑談も成り立たないレベルでは困りますが，凝集性を高める必

要はありません．

5 ● 注意すること

　特別なことはありませんが，参加者はさまざまな心身の機能障害がある人が対象なので，外気温や日差しの影響，転倒や事故などに対する注意が必要です．参加者の疲労などに対して細心の注意を払い，コースが決められていても臨機応変に変更し無理をしないことがコツです．

6 ● 応用

　素材三で述べる「「植」レシピ①：借景園芸（別名：路上観察学会）」のように，少し共通の目的を決めておこなうこともできます．

参考資料
・早川　昭「散歩・外出」日本作業療法士協会編『作業－その治療的応用　改訂第2版』協同医書出版社，2003
・早川　昭「散歩・運動を用いたかかわり」日本認知症コミュニケーション協議会編『認知症ライフパートナー検定試験応用検定公式テキスト』中央法規，231-241，2010

「身」の一言

- 病いや障害により五感は閉ざされる

- 五官を開き　五感に聴く

- 意味あるからだとなる身体とは

- ひとは，ただ一つの身体をもって生まれ，その身体を生きている

- 重力のなかで自分の身体のバランスを保つ

- 病いや障害は，自分と身体の関係に乖離を引き起こす

- 自分と身体との関係性の回復

- 自覚して休む，楽しむという気持ちのゆとり

- 野仏の姿勢，ゆらりの姿勢

- ほぐす　ゆるめる　ひらく　ゆらぐ　ゆだねる

- 漸進的弛緩運動って何

- 散歩が使えれば作業療法のプロ

- たかが散歩，されど散歩

「食」の特性

　生きるということは，「食べる」ことなしには成り立ちません．ひとは食べるために働き，生きるために働き，働くために食べます．生きるということは食べ続けることといってもよいでしょう．「食」の途絶えは，確実な死を意味します．

　食べるということは，人間のもっとも基本的な活動ですが，何を食べるか，いつ食べるか，誰と食べるか，どのように食べるか，それは生活そのものです．「食べる」欲求は，それを満たすことが，「からだの空腹」だけでなく，「こころの空腹」を満たし，栄養の欠乏を補充するだけでなく，「ひととのつながり」を補うなど，人間のさまざまな欲求の象徴でもあるのです．

1 ● ひとと食事

　「食」，食材を料り，食べる，ということは栄養薬理学や生理学からすれば，命をつなぎ，種を残すために，成長や活動に必要な栄養分をとる本能的な欲求に基づいた行動の一つです．「食」に対する欲求は，ひとのすべての欲求の基盤である生命維持にありますが，この生理的欲求が満たされることで，より高次の欲求が生まれるとMaslow（アブラハム・マズロー）は言っています．

　ひとの「食」への欲求が他の動物の「食」と大きく違うところは，命をつなぐという本能としての目的を超え，生活に楽しみを与え，他者とのつながりをつくり，あるいはつながりを確かめる手だてとして，家族の要となる共同行為として共食がいとなまれることにあります．ときには，自分の気持ちを変えるために「食」を利用することもあります．

また，他の動物は，成体になれば単体で摂食するのが原則ですが，近年，個食が増えたとはいっても，ひとは他の動物にはみられない共食をします．共食は神との共食と，ひととひとの共食があります．神との共食は，神に捧げたものや神と同じものを食べることにより，神と人々と，また神を祭った者どうしの精神的・身体的な連帯を強める意味があります．共食は，こうした神との共食に始まって，ひとの集まりにおいてもさまざまな形で共同飲食がおこなわれるようになりました．共食の基本的単位は家族で，個体と種の存続のための食べ物の獲得と分配が，群をつくり，家族を生み，人類を生んだといわれています．

2 ●「食」の意味

「食」が豊かになったことや生活習慣の変化により，ひとの食行動には，おおよそ次のような意味，役割，習慣が考えられます．
　①栄養補給（基本的な生理的欲求の充足，基本的信頼と不信の源）
　②生活自律の基本（自己コントロールの基盤，社会的役割）
　③日に3度の食事の定着（国や文化によって異なる社会的習慣）
　④交流としての食（コミュニケーション手段）
　⑤楽しみ，発散としての食（ストレスの解消，攻撃性の昇華・代償）

「食べる」ことは，さまざまな意味をもっておこなわれるきわめて心理的，社会的，文化的ないとなみです．そして，その官能的な快楽ゆえに，楽しみともなり，健康を損なったり生活の破綻にもつながる禁断の果実ともなります．

3 ● 病いや障害と「食」

　ひとの食行動は，その個人の好みや食習慣，精神的な状態，さらに家庭環境や文化の影響を受けていとなまれる行為です．「食」の障害や異常は，社会文化の影響を受けながら，「食べる」ことに象徴されるさま

ざまな事象の問題を背景にもっています．

そのため，「食」の障害や異常の治療・援助にあたっては，対象となる人の生活文化における「食」の意味，役割，習慣などを把握することが必要になります．「食」の障害や異常は，身体障害においては動作の障害，精神障害においては行為の障害です．そして精神障害における行為の障害が動作の障害をも引き起こします．

「食」の障害や異常は，感覚運動機能の障害が原因であることもあれば，ひとのこころの苦しみの現れの一つとしてみられることもあります．いずれにしても，「食」の障害や異常は，ひとの生命の質，生活の質，人生の質に大きく影響します．

「食」に関するさまざまな要素の相関は下図のようになります．

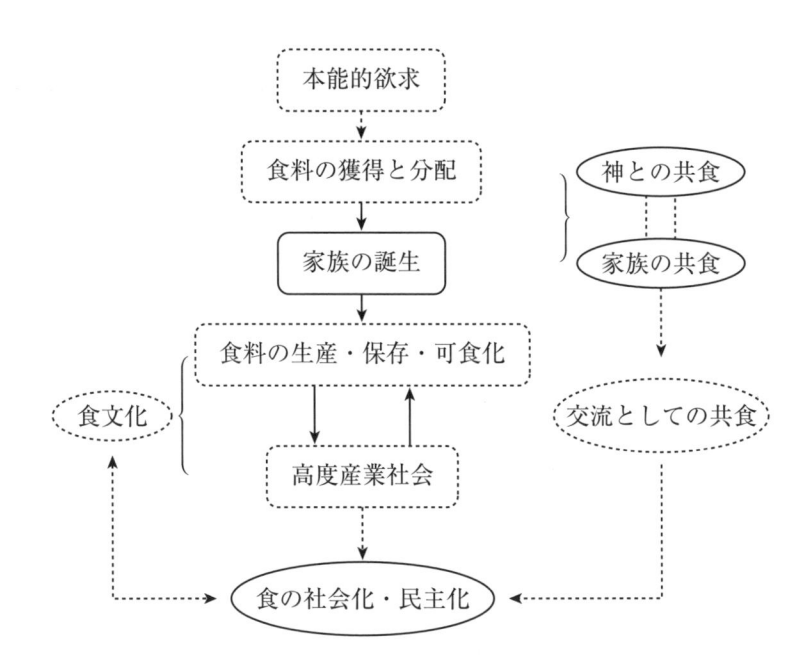

```
                    本能的欲求
                        ↓
                  食料の獲得と分配        神との共食
                        ↓                   ↓
                    家族の誕生          家族の共食
                        ↓                   ↓
    食文化 { 食料の生産・保存・可食化   交流としての共食
                        ↓                   
                    高度産業社会
                        ↓
                 食の社会化・民主化
```

前述したように，「食べる」欲求を満たすことは，「からだの空腹」だけでなく「こころの空腹」を満たし，「ひととのつながり」を補います．

そして，食品や食材，調味料などを組み合わせて料理をする行為は，誰のために，何を目的として料理をするのか，「食べる」ということとともに，人間の生理と文化が交錯する作業です．「食」は，ADL（activities of daily living）の中でも自分の命を維持する，ひとのすべての欲求の基盤になる行為であり，したがって生活の自律や再構築は，ADLの自立が重要な課題になります．

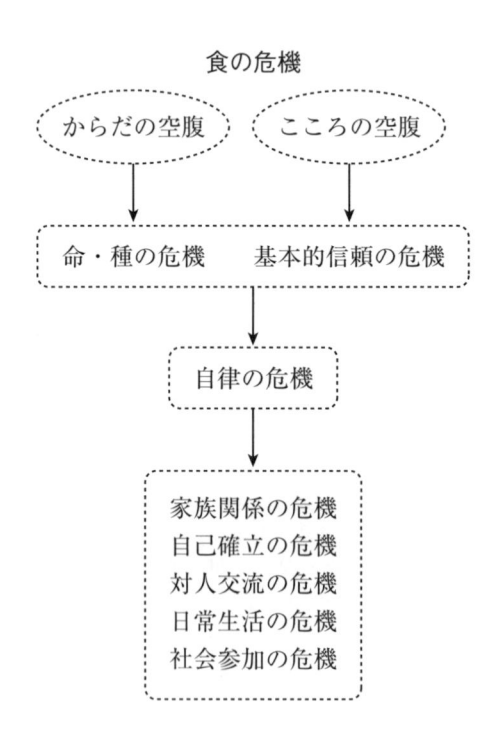

食の危機

からだの空腹　　こころの空腹

↓　　　　　↓

命・種の危機　　基本的信頼の危機

↓

自律の危機

↓

家族関係の危機
自己確立の危機
対人交流の危機
日常生活の危機
社会参加の危機

4 ●「食」と料理

　人間の「食」において，食べることと料理は切り離すことができません．人間は食料を生産し，保存し，そのままでは食べられないものを，食べられるようにしたり（可食化），より食べやすく，より美味しく食べられるようにするために，素材を加工したり，料理するようになった

のです.

　生態系における食べ物の獲得において，生産，保存，可食化による食の広がりが，他の動物に対して人間を著しく優位にしたといえます.

　食事は毎日必要な行為であり，そのために食材に手を加えるということは，ただ生きるということを超え，生きる楽しみや生きている喜び，他者との交流など，社会的存在として自分がどうあるかということなどと深く関係があります．また，料理はその工程を考えると，人間のもつ心身の機能のすべてを使う唯一の生活行為といってもよいでしょう.

　料理における作業工程と作業内容を簡単にまとめてみました.

作業工程	作業内容
献立を考える	誰のために作るのか，対象者と目的，好み，予算などから献立をたてる
段取り	作る献立に何が必要で，どのように調理するのか，必要な食材や用具，手順を確認する
準備	
用具や場所	調理に必要な用具や調理場の確認
食材	必要な食材と量を確認し，保存食品や冷蔵庫にあるものを調べ，不足のものを買いたす
下ごしらえ	食材を洗ったり，切ったりなど，調理するための下ごしらえをする
調理	煮たり炒めたりの火加減や時間を確認しながら，食材が美味しく食べられるように調整する
盛りつけ	料理したものが目でも美味しく味わえるように，器や料理の種類，量などを考えて盛りつける
片づけ	食器や調理器具を洗い，ゴミを処理し，調理場（台所）の回りを整理する

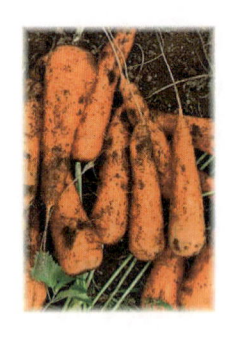

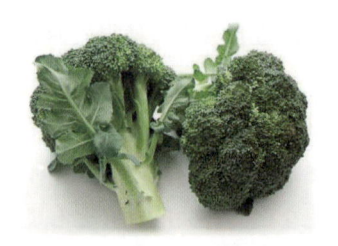

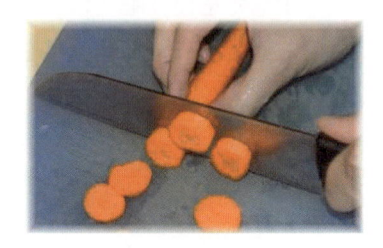

参考資料

・河合雅雄『人間の由来［上］，［下］』小学館，1992
・Maslow AH『Motivation and personality 3rd ed. Harper & Raw, New York, 1987（小口忠彦・訳，人間性の心理学－モチベーションとパーソナリティ）』産業能率大学出版部，1987
・山根　寛，加藤寿宏・編著『「食べる」ことの意味と障害』三輪書店，2-17，2002

「食」レシピ①：食べることと料理

1 ● レシピ紹介

　実際に料理をしたり，食べるというプログラムの前や生活指導，生活に関する心理教育などにおいて，ひとにとって食事をするとはどういうことなのか，どのような機能や目的があるのか，食べるとはどういう行為か，食べるものをつくる料理とは何か，なぜ料理するのか，といった「食」に関するさまざまなことを，みんなで話し考えるというミーティング形式のプログラムです．

適　応	対象や障害を問わず回復期前期状態から可能 摂食障害では低体重の医学的管理が終了した時期
効　用	「食べる」ということと「料理する」ことについて考える 　　命，身体と心，生活，病気と健康，家族，コミュニケーション， 　　人間関係，文化，可食化など
形　態	ミーティング形式 並行集団ないし短期課題集団≦5，6〜10名（スタッフ1名）
時　間	必要に応じて数回，1回2時間程度

2 ● 方法

　健康管理や，ADL の指導，実際に料理をしたり，料理したものを食べるという活動の前後に，下記のような課題について，いくつかを選んでそれぞれの思いを述べ，一緒に考えてみましょう．

- ひとや他の動物との食事の違い（生理的な意味と人間にとってのそれを超えた意味）
- 食事の回数（なぜ3回なのか，いつからか，どこでもそうなのか）
- 誰と食べるか（一緒に食べる人，一緒に食べたくない人）

- 個食と共食（一人で食べること，人と一緒に食べること）
- 好きな食べ物，嫌いな食べ物（なぜ好きなのか，なぜ嫌いなのか，いつからそうなったのか）
- 栄養摂取以外の食事の目的（もてなし，コミュニケーションなど）
- 食べることができるもの，できないもの（その違いは何か）
- 珍食（昆虫食，普通あまり食べない食べ物）
- 宗教と食事（祈りと食事，食べるものの制限，お供えの意味など）
- 食のタブー（食べてはいけないものがある，なぜなのか）
- 食習慣や食文化の違い（食べるもの，食べ方，手食，食器など）
- 内食，中食，外食（食事も仕方が変わってきたのはなぜか）
- 食の安全，添加物（添加物の種類や目的など）
- 料理，可食化（なぜ料理するのか，食べられるようにすること以外の意味）
- 絶食，過食（生理的欲求とは別に食べることを絶ったり，大食いをするのはなぜか）
- 食べ物番組，大食い大会など（なぜ食べ物番組は流行るのか）

　その他，これらの課題から発展する話題を広げることで，命，身体と心，生活，病気と健康，家族，コミュニケーションといったさまざまな生活に関することを共に考えてみるとよいでしょう．

3 ● 適応と効用

　生きるためには食べなければなりません．食べるために料理をする，それは生理的な行為ですが，ひとは生理的な欲求に逆らって食べることを拒否することもあります．なぜでしょう．生きることの拒否なのでしょうか．食べることの拒否，それは単に食べたくないときもあるでしょうが，ひととの関係，生活，社会的かかわりなどの何かを受け入れたくない象徴としてみられる現象です．

　また料理は，誰のために作るのか，自分が料理したものを食べてもら

えるかどうか，それは，自分を受け入れてもらえるかどうかといった相互の関係性を象徴するものといえます．

　このように，「料理する」ことや「食べる」ことは，生きるためという生理的な目的を基盤としながら，その目的を超えて，いろいろな意味合いをもっておこなわれる生活行為です．その生きるために必要な基本的な生活行為に含まれたさまざまな意味を考えることは，とても大切なことです．

「食」の乱れは身体の機能の不調を招くだけではありません．精神的な疾患が悪化するときの兆しも「食」の乱れに表れます．さらに，「食」の乱れがより悪化を進めるという悪循環が生じます．入院であれば，回復期前期の少し現実感が戻り始めた時期に，退院後の生活における心理教育的意味も含めてこうしたプログラムを実施することに大きな意味があります．摂食障害では低体重の医学的管理が終了した時期が適していると思います．

　この章の特色で述べた，
　①栄養補給（基本的な生理的欲求の充足，基本的信頼と不信の源）
　②生活自律の基本（自己コントロールの基盤，社会的役割）
　③日に3度の食事の定着（国や文化のよって異なる社会的習慣）
　④交流としての食（コミュニケーション手段）
　⑤楽しみ，発散としての食（ストレスの解消，攻撃性の昇華・代償）
など，「食」の意味を考える機会をもつことは，心身いずれの疾患や障害においても，生きること，生活の再建や構築の支援をする作業療法にとっては重要なことです．

4 ● 構造

「食べることと料理」というこのプログラムは，単発の生活指導や心理教育プログラムとしておこなうこともできますが，料理する，食べるという実際の活動と組み合わせておこなうほうが効果的です．そして，摂

食障害など個々の問題として個別にかかわることが必要なばあいもありますが，他者との関連が重要な課題なので，考えを述べ合えるくらいの小グループ，通常は5，6名から10名程度のグループミーティング形式でおこなうとよいでしょう．

　ミーティング形式だけのプログラムのばあいは，スタッフは一人でも可能ですが，料理する，食べるという実際の活動と組み合わせておこなうばあいは，火や調理器具などの扱いにおけるリスクへの対応から，スタッフが複数必要になるばあいもあります．

5 ● 注意すること

　料理する，食べるという実際の作業以外では特にリスクとして注意することはありませんが，摂食障害がある対象に対しては，その個人の障害の背景にある心理的な問題への配慮が必要になります．

6 ● 応用

　料理する，食べるということに関する話題は，複雑な家族の問題を取り上げるときの入り口の話題として有効です．その他にも退院や一人暮らしを始めるとき，治療やリハビリテーションに拒否や抵抗があるときなどにも，「食」に関する心配は比較的問題なく取り上げることができます．

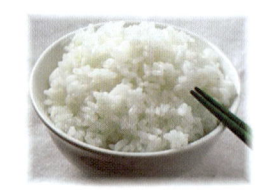

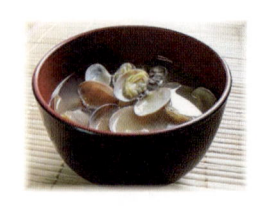

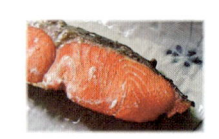

炊きたてのご飯とシジミの味噌汁，塩鮭を焼いたもの

参考資料

・福田一郎，山本英治『米食の民族誌－ネパール・雲南と日本』中央公論社，1993
・石毛直道『食卓の文化誌』文藝春秋，1976
・石毛直道『食事の文明論』中央公論社，1982
・加藤秀俊『食の社会学』文藝春秋，1978
・加藤秀俊『習俗の社会学』PHP研究所，1978
・小泉武夫『奇食珍食』中央公論社，1987
・三宅　眞『世界の魚食文化考－美味を求める資源研究』中央公論社，1991
・鯖田豊之『肉食の思想－ヨーロッパ精神の再発見』中央公論社，1966
・筒井末春『食・性・こころ』現代のエスプリ197，5-20，1983
・梅棹忠夫，石毛直道，中尾佐助，他『食事の文化　世界の民族ゼミナール』朝日新聞社，1980

その他料理や食事に関する出版物は多数

「食」レシピ②：ラーメンの鉄人―即席食材を生かす

1 ● レシピ紹介

　毎食きちんと料理して食べるに越したことはありませんが，単身生活のばあい，カップや袋物の即席麺などインスタント食品を利用することも多いでしょう．そのばあい，少し工夫する，手を加えることで簡単に栄養の不足を補ったり，より美味しく食べることができます．

　「ラーメンの鉄人」は，手軽で気軽にできる費用がかからないプログラムの一つで，20年以上前から単身で生活するひと向けに始めたものです．最近はインターネットなどでもレシピに関する情報が多くみられるようになりましたので，遊び感覚でいろいろな工夫ができます．

適 応	対象や障害を問わず，料理が苦手で外食や市販の弁当で済ます人や料理をする時間がないときなど
効 用	食生活の崩れの防止 「食」に対する関心を深める グループでおこなうことで他者との連携や交流の機会
形 態	個人でもできるが小グループでおこなうほうがいろいろなアイデアを共有できる（スタッフ1名）
時 間	1回2時間程度　週の回数は適宜
期 間	クール制にして区切りをつける

2 ● 方法

　市販の袋物の即席麺を使って，一手間かけて美味しくしたり，素材として使うことで，別の料理にする方法もあります．思いがけない工夫こそがこのプログラムのおもしろいところです．

　それぞれどのようにして食べているかを披露し，3，4人のグループ

で新しく工夫を加えた食べ方や料理を考えてもらいます．そうして，日をあらためて「ラーメンの鉄人」の日をもうけます．その間に，グループでいろいろ話し合ったり試してみたりできるようにします．「ラーメンの鉄人」の日には，自分たちが工夫した食べ方や料理の仕方を紹介し，実際に作ってみんなで試食してみます．そしてコンテスト形式で，どれが美味しいか鉄人を決めます．

単に作り方を体験するだけでなく，合わせて即席麺の歴史やいろいろな作り方，国際的な使われ方などを調べて，「食べることと料理」のプログラムと同じように，インスタントとは何か，生活との関連などをみんなで考えると，楽しいだけでなく，生活を考える広がりとなります．

遊び感覚を通して「食」を考えることができることがこのプログラムの特徴でもあり，コツでもあります．他の「食」のプログラムと組み合わせることもできます．

3 ● 背景と効用

病気でなくても一人分の食事を作るということは大変なのに，まして病いを管理をしながら単身で生活するばあい，一人分の食事を作ることはとても大変なことです．めんどうくさいだけでなく，料理が苦手なら，外食や市販の弁当で簡単に済ませてしまうことも多いのではないでしょうか．そのため，食事が偏ったり不安定になり，心身の調子を崩すといったこともよく見受けられます．

「ラーメンの鉄人」は，そうした人に，「食」に対する関心を深めたり，簡単な方法で食生活の崩れを防ぐきっかけになったり，グループでおこなうことで他者との連携や交流の機会になります．

4 ● 構造

即席麺を使うため，料理というほど大げさではありません．個人でもできますが，小人数でワイワイガヤガヤ，みんなでいろいろなアイデア

を出し合って楽しみながら,「ラーメンの鉄人」大会や食事会を開いてみるのもよいでしょう．グループでおこなうことで他者との連携や交流の機会も生まれます．

5 ● 注意すること

調理の時に火や熱湯を使うので，それに対する以外は特に注意が必要なことやリスクはありません．

6 ● 応用

これまでの活動で実際に用いた「ラーメンの鉄人」レシピをいくつか紹介しましょう．

①ラーメン鍋

即席麺のスープはいろいろな工夫をこらしたものが市販されていますが，いずれも味が濃いものが多いように思われます．ラーメン鍋はこのスープの濃さを生かして，出汁やスープを作らずにスープの素を使って鍋物を作ろうというずぼらな料理の一つです．

最初に，人数分のラーメンスープの素で冷蔵庫に残っている野菜（白菜，キャベツ，ネギ，タマネギ，ニンジンなど何でも）や肉類や加工食品（牛肉，豚肉，鶏肉，ハム，ソーセージなど何でも）などを煮て食べます．そして，少し具が残っているぐらいのときに麺を入れます．

ただ，それだけの手抜き料理ですが，意外に美味しくできます．和洋を問わず素材を選ばないのもラーメンスープの特徴です．ラーメンは別にゆでておくとさらに美味しくできあがります．

②ひとふりラーメン

これは何か別の調味料などをできたラーメンにひとふりするとか，何か一品を加えるというだけのものですが，意外に味に変化が生まれ美味

しくなることがあります．この意外性から，理科の実験のような楽しさやおもしろさもあります．

　ひとふりする，もしくは加えるものには，ごま油，スープの素を少し控えてその他のだしの素，バターひとかけら，ラーメンのスープの水の量を半分減らして代わりに牛乳を入れる，キムチ，おろし生姜，黒こしょう，おろしニンニク，意外に美味しいのが納豆，まさかと思うケチャップ，マヨネーズ，コロッケなどいろいろと試してみる工夫をしてみるといいでしょう．

③コラボラーメン

　なんということはありません，即席麺に他の素材を加えたもの．「ひとふりラーメン」に一手間加わっているものです．こうした工夫は誰でも経験したことがあるものですが，意外性と栄養の不足が簡単に補えるのがいいですね．

❶ 溶き玉ラーメン

　ラーメンのできあがり前に，火を止めたらすぐ溶き卵を全体に振りかけざっくり混ぜるだけというものです．卵を入れたら煮ないことがコツです．

❷ 野菜たっぷりラーメン

　スープの素半分でキャベツや白菜，タマネギ，もやし，ピーマン，ニンジンなどあり合わせの野菜を炒めておいて，ラーメンにのせるだけです．冷凍のミックスベジタブルをバターで炒めてのせる，キャベツをレンジでしんなりさせたものを入れるだけでも，それもめんどうくさければ，麺のスープで野菜を煮て，少し野菜に火が通り始めてから麺を入れるだけでもいいのです．

④ミルクラーメン

　最近，青森に味噌カレー牛乳ラーメンというものがB級グルメとしてあるということを聞きましたが，これは元祖ミルクラーメンともいえるものです．どういうものかというと，チキンラーメンの水の代わりに牛乳で一分間炊くというだけのものです．意外にコクがあって美味しいですよ．

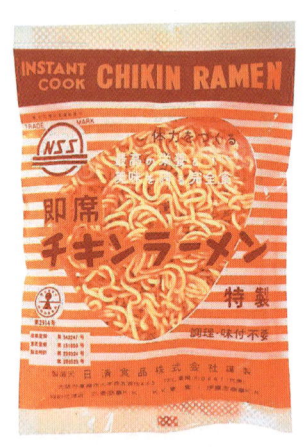

1958年に発売された初代チキンラーメンのパッケージ

「食」レシピ③：冷蔵庫のお願い

1 ● レシピ紹介

　冷蔵庫には賞味期限が切れかけたものや少し切れたもの，中途半端に残った食材などが溜まっていませんか．本レシピは1，2か月に1度くらい，そうしたものを利用して何を作ることができるか，みんなで考えて料理してみるというプログラムです．

適　応	対象や障害を選ばない
効　用	「食」に対する関心を深める グループでおこなうことで他者との連携や交流の機会
形　態	個人でもできるが小グループでおこなうほうがいろいろなアイデアを共有できる（スタッフ1名）
時　間	1回2時間程度
期　間	1，2か月に1度，特に期間はない

2 ● 方法

　中途半端な素材が残って困っている冷蔵庫のお願いを聞くということで，冷蔵庫にある食材すべてをテーブルの上にだして並べましょう．処分したほうがよいものは思い切って捨て，まだ使えるものや早めに使ったほうがよいものをまとめます．確認と仕分けが終わったら，ついでに冷蔵庫をきれいに掃除して，必要なものを冷蔵庫に戻します．

　テーブルの上に残った素材で何が作れるかをみんなで考え，分担して料理しましょう．できあがったら，試食して料理の感想を述べるとともに，賞味期限と消費期限の違いや作ってみた感想をいうのもいいでしょう．

3 ● 背景と効用

　作業療法室の冷蔵庫にある残った食材などを使って何か作れないでしょうかという患者さんの一言から始まったプログラムです．残っている食材を利用するため，賞味期限と消費期限の違いや，期限が切れたものはいつまで食べることができるのかなどが話題になり，そうした話題を通して，少し異なる視点から「食」や生活について考えることができます．日々の生活の仕方など，身の回りのことから世の中のことなど雑談感覚で話題が広がるのが楽しいです．

　消費する活動ですが，新しく食材を購入するのではないため，無駄になりかけたものを生かしたという感じや，冷蔵庫が整理されきれいになるというスッキリ感が残ります．

4 ● 構造

　料理というほど大げさではないため，個人でもできますが，小人数でワイワイガヤガヤ，みんなでいろいろなアイデアを出しながら，実験感覚で楽しむとよいでしょう．グループでおこなうことで，他者との連携や交流の機会も生まれます．

5 ● 注意すること

　特に注意が必要なことやリスクはありませんが，肉や魚といった生ものやそうしたものを使った加工食品は，食中毒の原因になることもあるので，調理方法を含めて注意が必要です．

参考資料

- 魚柄仁之助『蔵庫で食品を腐らせない日本人』大和出版，2008
  　※魚柄仁之助は食生活研究者でエッセイスト．たくさんの楽しい清貧生活の知恵本を出しているので参考になるものがいろいろあります．

「食」レシピ④：畑と相談する日

1 ● レシピ紹介

　このプログラムは，素材三の「植」とも関連があるものです．畑やプランターなどで野菜を育てると，旬をむかえる植物や少し旬が過ぎた植物，収穫を終わった後に残っている植物などがあります．このプログラムは，「冷蔵庫のお願い」と同じように，そうした畑の植物を利用して，何を作ることができるか，みんなで考えて料理してみるというプログラムです．

適　応	対象や障害を選ばない
効　用	「食」に対する関心を深める 季節感やその年の季節の移り変わりなどを感じる グループでおこなうことで，他者との連携や交流の機会
形　態	個人でもできるが，小グループでおこなうほうがいろいろなアイデアを共有できる（スタッフ1名）
時　間	必要に応じて随時，1回2時間程度
期　間	特に期間はない

2 ● 方法

　家庭菜園程度の畑がある施設などが適していますが，畑がないばあいでもプランターやコンテナ栽培，ディッシュガーデン，テラリウムなどで栽培されているものでも，ある程度の収穫があれば大丈夫です．「冷蔵庫のお願い」に似ていますが，菜園などで栽培している野菜など，そのときにあるものを見て，それをどのように料理するかみんなで考え，料理して試食するというものです．試食しながら，植物の旬を通し

た季節や生活の話題，料理の感想などを話し合ってみましょう．

3 ● 効用
　特に対象を選ぶ必要はなく，日々の暮らしの知恵としておこなうことで，植物を介して季節の移り変わりや日々の生活のことに目をむけ，関心をもてるようになります．その時に畑にあるものを見て考えたり，菜園やプランターにある植物を利用するため，「食」に対する関心だけでなく，その年の天候や季節の移り変わりなどが話題になり，そうした話題を通して，自然や生活について考えることができます．自分のことや世の中のことなどに雑談感覚で自然に話題が広がるのがおもしろいものです．

4 ● 構造
　料理というほど大げさではないため，個人でもできますが，小グループでおこなえば，ワイワイガヤガヤ，みんなでいろいろなアイデアを共有しながら，他者との連携や交流の機会も生まれます．

5 ● 注意すること
　料理のときに普通に気をつけること以外に，特に注意が必要なことやリスクはありません．

「食」レシピ⑤：サバイバル ADL

1 ● レシピ紹介

　病気の再燃や再発にはいろいろな原因がありますが，一人で生活している人は食事の乱れや行き詰まりが原因になることが結構多く，問題になります．限られた費用で生活しなければならないばあいや，次の生活費が入るまであまりお金が残っていないというようなばあい，どう切り抜けるか，「サバイバル ADL」は，いざというときに行き詰まったりしないよう，そうしたばあいのこころの備えのための知恵と工夫のプログラムです．

適　応	対象や障害を選ばないが，単身生活で， 金銭管理が苦手でお金が不足し，食生活が不安定になりやすい人 外食や市販の弁当で済ませ，生活費が窮する人など
効　用	食生活の崩れの防止 生活管理の自律 グループでおこなうことで，普遍的体験や他者との交流の機会
形　態	個人でもできるが小グループでおこなうほうがいろいろなアイデアを共有できる（スタッフ1名）
時　間	週1回，2時間程度
期　間	4回で1クールなどにして区切りをつける

2 ● 方法

　4回1クールにするばあいの一例として，
1回目：「食」と生活
　　　　食事について困ったこと，食事をどのようにしているか，食費にかける1か月の金額など，これまでどんなふうにやりくりし

　　　　てきたか個々の工夫を披露し，ホームワークとして2,000円（金額は生活保護費の3％程度）で1週間暮らす方法を考えましょう．
2回目：1週間を2,000円で暮らすには
　　　　それぞれが考えたことを披露して，その方法でできるかどうか，それぞれの工夫を検討します．そして，みんなで試みてみることを決めます．
3回目：参加者が考えた方法から，安価で腹も気持ちも満たされる食事をみんなで作って試食します．次回までの1週間，自宅でサバイバルADLができるかどうかみてみます．
4回目：それぞれが試みたことを披露し，うまくできたことや困ったことなどを話し合います．

3 ● 背景と効用

　特に対象を選ぶ必要はなく，日々の暮らしの知恵としておこなうことができます．食事を中心に日々の暮らしに目をむけ，あまり深刻にならずに自己管理ができるようになることが目的です．「ラーメンの鉄人」「冷蔵庫のお願い」や「畑と相談する日」などと組み合わせるとよいでしょう．

4 ● 構造

　個人指導的にもできるプログラムですが，小グループでワイワイガヤガヤ，みんなでいろいろなアイデアを出しながらおこなうほうが，貧乏くさくなくていいですね．グループでおこなうことで，普遍体験や他者との交流の機会も生まれます．

参考資料
・魚柄仁之助『ひと月9000円の快適食生活』飛鳥新社，1997
・http://www.ne.jp/asahi/uotuka/official/ 魚柄仁之助公認サイト

「食」レシピ⑥：ゴッホのスイーツ

1 ● レシピ紹介

　クッキーの材料，簡単には市販のホットケーキミックスを利用して，楽しく遊び感覚でおこなうことができるレシピです．参加型のお茶の時間に，絵や文字を生地で描いて焼いて食べることから「ゴッホのスイーツ」と名づけました．

適　応	集団志向集団プログラムの対象となる人 活動性が低下しいろいろなことに興味関心を失っている人 食べること以外に興味関心がない人 緩和期，身体機能の低下などで多くの活動に制限・制約がある人 子どもや軽度の認知症高齢者など
効　用	活動性の回復 グループでおこなうことで他者との交流の機会
形　態	個人でもできるが小グループでおこなうことで他者との交流の機会としておこなう（スタッフ1名）
時　間	週1回，1回2時間程度
期　間	特に期間はない

2 ● 方法

　使用するものは，ホットプレート，絞り袋，クッキーの材料（薄力粉，コーンスターチ，バター，卵など必要に応じて）もしくは市販のホットケーキミックス，天然色素などです．クッキーの生地を作るかホットケーキミックスを少し硬めに溶いて，いろいろな天然色素を使って，何種類か色が違う生地を用意します．色づけした材料を絞り袋に色ごとに分けて入れましょう．そして熱したホットプレートに，絞り袋に入れた

生地で字や絵を描いて，焼きながら食べます．下記は着色用天然色素の例です．

　赤系：紅麹（ベニコウジ），赤キャベツ（アントシアニン）
　黄系：クチナシ黄色素，ウコン
　緑系：クチナシ緑色素，クロロフィル，抹茶
　青系：クチナシ青色素

3 ● 効用

　子どもや軽度の認知症，加齢にともなう心身機能の低下などで，何かをつくるといった活動がむつかしくなった人や日々の暮らしに興味関心を失った人たちが，負担なく，みんなで楽しみながらお茶の時間をもつことができます．

　いろいろな色の生地を使って，思い思いに描く，描いたものが香ばしく焼け，その視覚と嗅覚からの刺激が，食欲だけでなく心身機能を活性化します．精神科の老人病棟で「ゴッホのスイーツ」でお茶の時間をもったときのことです．ピンクの生地で書かれた女性の名前クッキーがふっくらと焼けていいにおいがし始めたとき，「あやさん，食べたいのー」とじいさんがポツリ．「どうしよう．Tさんがあやさん食べたいって」と言うと，みんな大笑い．たぶん焼けたケーキの名前を読んだのでしょうが，何とも色っぽいほほえましい時間が生まれました．

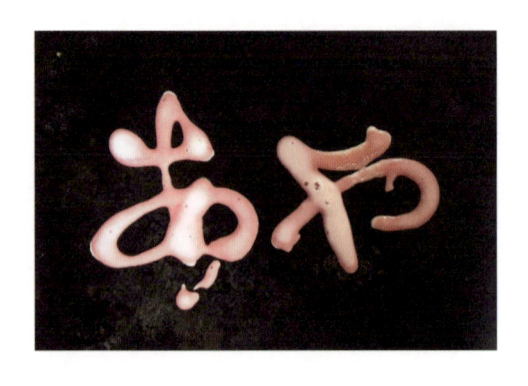

4 ● 構造
数人でおこなうといいですね．お茶の時間が楽しくなります．

5 ● 注意すること
ホットプレートでやけどをしないようにすることくらいでしょうか．

6 ● 応用
ホットプレートを使うと，簡単にいろいろな食べ物遊びができます．比較的簡単なものをいくつか紹介しましょう．

①レンコンお好み

　レンコンをすりおろして，薄力粉を加えて，耳たぶくらいの固さに練りあわせます．ホットプレートにバターやオリーブオイル（ごま油でも香ばしい）を熱して，食べやすい大きさに生地を丸めてのばし，焼きます．お好み焼き風に具を混ぜてもよいですね．

②ジャガイモ餅，パンケーキ

　①のレンコンの代わりにジャガイモをすりおろして，同じように薄力粉を混ぜて練りあわせて生地を作ります．砂糖や牛乳を加えて混ぜて焼くとパンケーキになります．

③サツマイモそのまんま

　サツマイモを5mmくらいの厚さに切り，ホットプレートでバターを熱して焼くだけというものです．両面に焦げ目がつく程度に焼くと香ばしくて美味しいです．少し塩を振ったり，ゴマを振ったりしてもよいですね．

④大根餅

　大根の皮をむいてすりおろして，白玉粉とハムなどの具を刻んだものを加えて練り，耳たぶくらいの固さにします．食べやすい大きさの円形にして，両面に焦げ目がつく程度に焼きます．

「食」の一言

- ひとは食べるために働き，生きるために働き，働くために食べる
- 「食」の途絶えは確実な死を意味する
- 何を食べるか，いつ食べるか，誰と食べるか，どのように食べるか
- 「こころの空腹」を満たす食事
- 交流としての食
- 楽しみ，発散としての食
- ひとと他の動物との食事の違い
- 個食と共食，あなたはどちら
- 内食，中食，外食について考えてみよう
- 料理，可食化
- 賞味期限と消費期限

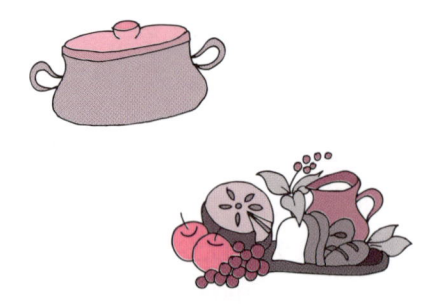

「植」の特性

土を耕し　畝を造り　種を蒔き
草花や野菜を植え
その芽生えを慈しみ　育て
実りを喜び　楽しみ　味わうこと
ことさらに
深い意味をもたせようとは思わない

しかし　冬の林　里山を歩き
葉の落ちた木の枝に
堅い殻に覆われた新芽を見つけ
その新しい命の兆しに
思わず寒さを
わすれたことはないだろうか

枯れて命を終えたようにみえる
それが
次の命の整いの報せと気づき
しずかな命の自然のいとなみに
しばしことばを失ったことはないだろうか

春を迎え　芽吹いたばかりの新芽の
愛おしさ　けなげさに
思わず「がんばれよ」
と声をかけたことはないだろうか

風薫る初夏　さんさんと降り注ぐ光をあび
艶やかに　燃え立つ緑の
育ちの力に　圧倒されたことはないだろうか

幾百年という年月
風雪を耐え抜いた巨樹を前に
生きること　生きてきたことへの威厳を感じ
自らのあがきに対する恥じらいとともに
畏敬の念と大いなる安らぎを
感じたことはないだろうか

晩秋の午後
傾く日に枯れて横たわる庭の草花
華やかな時が過ぎ
新しい命に次の時代を託す
その閑(しず)かな佇(たたず)まいに
老いゆくわが身を
重ねたことはないだろうか

(『作業療法の詩』青海社より)

1 ● 動物と植物の関係

　生物はすべて，水，無機塩，炭水化物，脂肪，タンパク質で構成されています．そして，個体を維持し成長するには，エネルギーの元になる栄養が必要で，その栄養は植物が光合成（photosynthesis）により，太陽の光と水と二酸化炭素から作るブドウ糖です．生物のすべてはこの植物の光合成に始まる食物連鎖の世界で生きています．

　空気中の酸素は，燃焼や動物の呼吸によって消費されますが，植物の炭酸同化作用によって二酸化炭素が分解されて酸素が供給されます．

　光合成は，植物や藻類など緑色植物が，太陽の光エネルギーで空気中の二酸化炭素と水からブドウ糖を合成する生化学反応で，植物自身の栄養として糖類をつくる炭酸同化作用の水の分解過程で酸素が発生します．

　動物はその酸素と糖類からエネルギーを得て生きています．動物は食物連鎖の頂点に位置し，植物がなければ命を保つことも種を存続させることもできません．食物連鎖のなかで，植物の実りに命の糧を得て生きる動物は，植物の「性の相」における実りを食べて，自分の種をつなぐ準備をします．植物の「食の相」にあたる時に子を産み育てる．そして，動物は植物から栄養と酸素をもらう代わりに，動かない植物の繁殖と分布の広がりを助けています．

　植物と動物の関係，それは，私たちひとと植物の関係です．

食物連鎖と光合成

光合成
二酸化炭素＋水＋光エネルギー＝ブドウ糖＋酸素
生食連鎖
緑色植物→草食動物→小型肉食動物→大型肉食動物
腐食連鎖
有機堆積物→動植物→バクテリアや菌類→腐食者→肉食動物

2 ● ひとと植物

　1万年以上前までは，ヒトは，採集，狩猟，漁労という自然に依存した生活をしてきました．植物を採取し，植物と共生している虫や動物を捕り，個体としての命を守り，種の存続をはかってきました．

　そして，野生植物の栽培化に成功し，組織的に作物栽培をする農耕が発生しました．この採集から生産という自給自足へと人間の生活様式は飛躍的な変化を始めました．食物連鎖の基にある植物を育て利用する栽培技術の発達により文明が築かれました．食べ物，水や空気，衣服に住まい，燃料と，ひとが生きるために必要なものは，すべて植物により与えられます．

　この植物との共生におけるヒトの進化の過程で，ひとの機能はすべて，植物や植物が育つ環境を活用するために発達したといってもよいでしょう．そのひとと植物の関係の歴史が，生物学的素因として私たち人間の身体の奥底に刻まれているから，ひとは緑に安らぎを求め，緑に包まれるとこころがやすまるのではないでしょうか．

　そして，自然環境が大きく変わるこの田畑を耕し，作物を栽培する農耕は，食物を栽培し，保存し，運搬する必要性から，さまざまな機具や協働のための社会構造が生まれ，それが文明を生み，人間の生活様式を大きく変えました．

3 ● 植物の特性

　療法として植物や植物が育つ環境を利用するとき，他の作業活動に比べて，植物には以下のような特徴がみられます．
- ・植物は独立栄養をいとなみ，光と水で育つ
- ・植物は人による好みの差が比較的少ない
- ・動物などに比べて，ひとに緊張を与えない
- ・植物のある環境，植物が育つ環境がこころをなごませ穏やかにする
- ・植物とのかかわりでは基本的な心身機能がすべて使われる

- 植物を育て，育ちをともにすることが生活のリズムを呼びもどす
- 育てるという行為がひとの生きる意欲を引きだす

4 ● 病いや障害と植物

　ひとは病気になると，身体のリズムが狂い，生活のリズムが崩れ，身を守るために五感を閉ざします．その閉ざされた五感が，植物の色や香り，手触り，その実りの味わいなどに呼び覚まされ，崩れたリズムが，植物の育ちをともにすることで取りもどされます．

　植物というしずかな命とのかかわりは，植物が生きる時間や植物と共生するさまざまな命，その土地の文化・風土や四季などの自然環境とのかかわりでもあるのです．そうした自然や風土に育つ植物とのかかわりが，崩れた生活のリズムを整え，医食同源と同じように，心身の機能を引き出し，改善し，維持します．そして，そこに生まれる役割と習慣が，ひとの基本的な生活を支えてくれます．

　思い切って病いの床から起き上がり庭を歩いてみましょう．病み疲れたこころやからだを緑がやさしく包み，穏やかな，安らかな時空が開かれるのを感じるでしょう．安静が必要だった病いの嵐をやっと抜け出たら，庭に出てみるといいでしょう．ベンチに腰掛けて，緑に包まれ，風のそよぎに身をまかせてみるといいでしょう．それだけで，病いや障害をひととき忘れて過ごすことができます．

5 ● 植物の治療的活用

　植物をもちいる療法の，他の対象物や活動をもちいる療法との大きな違いは，植物の恵み（実り），すなわちひとが生きるために必要なものを採る（作物の収穫）ために，「育てる」行為がともなうことです．このひとの生活の基本となる「生産と消費」がともに含まれているということが，植物や園芸を療法としてもちいることの豊かさといえます．

　そして「育てる」ことを通して，その実りを「採る」「使う」ために

は，植物の「育ち」の時間をともに「過ごす」ことが必要になります．その「育てる」ために「過ごす」過程を通して，ひとは植物やその周辺に生じるモノやコトを五感により「感じる」，ときには，植物がつくる環境や植物が育つ環境に，ただ身を置き心身を「委ねる」のです．

　療法としての園芸活動の特性は，こうした「育てる」「過ごす」「感じる」「採る」「使う」「委ねる」という活動と植物とのかかわりにあります．

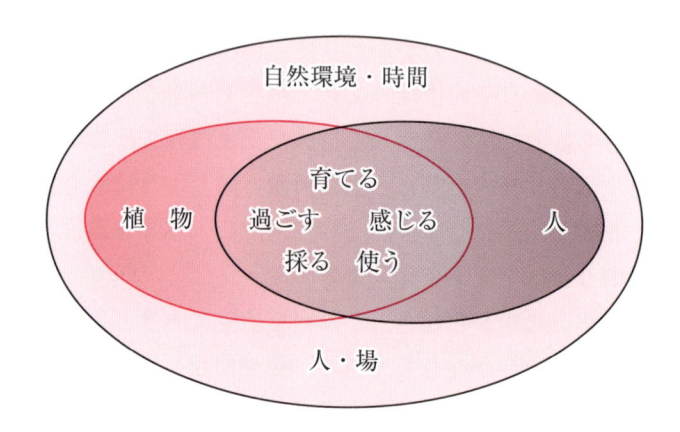

自然環境・時間

植物　育てる　過ごす　感じる　採る　使う　人

人・場

● 育てる

　土を耕し，均し，畝を作る，植物を育てる土壌を整える作業は，スコップや鍬などを使う粗大な動作です．この粗大な身体エネルギーを消費する活動は，新陳代謝を増進し，心身の諸機能を賦活します．手足をしっかりと動かすために，体幹の安定とバランスをとる身体の動きが自分と身体との関係を取りもどしてくれます．

　呼吸，心肺機能が働きを増し，循環器系がその機能を高め，代謝や自律神経系，内分泌機能が賦活されます．そして，心身の諸機能は賦活され，病いによりぎこちなくなった身体の硬さをほぐし，病いによってあいまいになっていた，自分の身体を自分の意志によって動かしていると

いう感覚を取りもどす働きをします．それは，自分と身体の一体感を取りもどし，身体自我感覚の回復を促すものといえます．

　そしてリズムをもった粗大な身体活動による身体エネルギーの消費は，抑圧され歪んだ衝動という心的エネルギーを，身体エネルギーに置き換えて適応的に発散する行為であり，衝動の発散や気分の転換をもたらします．また，身体エネルギーの消費による適度な疲労は，夜間の睡眠を助け，自然な生活のリズムを取りもどします．

　そして，種をまく，苗を植える，水をまく，草をとるといった一連の育てる作業は，少し注意や集中を必要とする巧緻的な動作から，抵抗の少ない比較的粗大な動作まで含んでいます．病いの身として他者からケアをされる，看られるという受け身的にならざるを得ない状況にあって，「育てる」「慈しむ」という行為は，「あてにされる」存在や行為として，自我の欲求を満たします．

　われわれの内に深く内在する，慈しみ育てられることへの希求が，植物を育てることに投影され，昇華され，育てる喜びや楽しみは，自己尊重や自我の育成につながります．育つものを植え，その成長を見ながら世話をすることは，ひとに喜びと安らぎ，自己に有用感をもたらします．

⓲ 過ごす

　植物の育ちは，四季の変化や天候，一日の時間の流れにしたがい，育つ植物にまかせ，「育ち」の時をともに「過ごす」しかない，実存的時間の過ごし方です．植物の「育ち」をともに「過ごす」ことで，ひとは自分の努力ではコントロールできない自然現象を通して，現実世界の限界を知り，さまざまな実存的現象に対して無理な計らいをせず，あるがままを受け入れることを体験します．

　四季の移り変わりや天候に身を委ねてみましょう．天候は，ひとが勝手に変えることはできません．構造化された治療法では，意図的に治療環境の操作ができますが，植物とのかかわりにおいてはそうした操作は

できません。「しずかな命」の「育ち」に合わせて一日一日の繰りかえしを「過ごす」、その「実り」を待つ自然に合わせた時の流れが、私たちの季節や時間の感覚、生活のリズムを回復し、自我を育てたり、自分の生きてきたありさまを回想し、状況に合わせるという実存的受容や耐性をはぐくみます。

ⅲ 感じる

　植物は、成長と実りに合わせて、さまざまな色や香り、形、肌ざわり、味をもっています。この植物の色、香り、味わいなどがひとの五感を刺激し、閉ざされた感覚を呼び覚まします。ひとは病気になると、身体のリズム、生活のリズムが崩れ、自分を守るために五感を閉ざします。その崩れたリズムや閉ざされた五感は、治療医学における身体療法で回復を図ることは無理です。しかし、植物の色や香り、ふれたときの感じ、その実りの味わい、風の仕事による音などが、四季に応じてひとの五感を刺激し、感覚を呼び覚まします。閉ざされた感覚とこころの扉を静かに開き、高ぶり落ち着かない気持ちをおだやかに包み静める、適度な賦活と鎮静の働きがあります。

ⅳ 採る

　自分が育てたものを収穫するということは、自分の行為の実りの証です。「育てる」「過ごす」という行為の結果（作品）である花や実が、育てた命の結実であると同時に、私たちの命を養う生産物であることが、収穫する者のこころに豊かな安心感をもたらします。ことばを換えれば、何かを産み出す行為が達成感、充足感、有用体験をともなって自我の保持と拡大をもたらすといえます。

ⓥ 使う

　園芸は本来，人間の生活に必要な栄養となるもの，生活を豊かにするものなどを収穫するためにおこなわれる行為であり，収穫されたものを使って何かを創る（創作的活動），生育過程や収穫物を観る，収穫したものを売る，食べるなど，活動の結果（園芸作物）の活用を目的とする活動です．

　育てた草花をもちいて寄せ植えをしたり，リースなどを創ったり，生け花やフラワーアレンジを楽しむといった創作的活動は，自己表現を促し，自己愛を充足し，自我の保持や拡大につながります．収穫したものを調理し食べることは，消費する楽しみのなかでももっとも原初的なものです．ひとが生きるために，自分が慈しみ育てた自然の恵みを食べる，それは自我を開放し，基本的な欲求（生理的欲求）を満たす行為です．

　また，できたものを誰かにあげる，売るという行為は，社会や現実生活とのかかわりであり，具体的な社会適応技術の習得の場になります．

ⓥⅰ 委ねる

　植物がつくる環境，植物が育つ環境にひとが身を置いて（心身を委ねて）過ごしてみましょう．植物や植物が育つ環境は，精神的にも身体的にも負荷が少なく，侵襲性が低いだけではなく，ひとにとっては望ましい，よい条件を備えた環境です．

　植物がある場に身を置いて，緑にふれるだけで，こころが安らぎ，心身の縛りがゆるみ，穏やかさが取りもどされます．植物をもちいる療法には，他の療法と比べてさまざまな特性がありますが，この「委ねる」ことができることが，もっとも特徴的なことといってもよいでしょう．多くの治療や療法が，心身への介入ないしは自らが主体的に取り組むという能動的な行為によってなされることに対して，「委ねる」ということは，そうした努力や治療的介入なしに心身によい効果を引き起こす行為といえます．

	要素・特性	意味・機能
育てる	植物の育成にともなう行為 （土を耕し，均し，畝を作る） （種をまき，苗を植える） （水をまき，草を取る）	運動にともなう新陳代謝増進・心身の諸機能の賦活 身体自我感覚の回復 衝動の適応的発散（創造的破壊作業） 自我の保持・拡大（育てる） 有用体験，自己尊重，自己評価 基本的な作業欲求の充足 昇華された口愛期・肛門期的欲求充足
過ごす	植物の生育，天候の変化 （植物の育ちを過ごす）	季節や時間の感覚の回復 生活リズムの回復 自我の育成，自己の回想 実存的受容（状況に適応），耐性
感じる	植物と植物が育つ環境 （見る，触る，嗅ぐ，味わう）	五感による心身の諸機能の賦活 気分転換，疲労回復
採る	園芸作物 （収穫する）	達成感，充足感，有用体験 自我の保持・拡大（育てた喜び） 安心（食物等の確保）
使う	園芸作物の利用 （創る，観る，売る，食べる）	自我の保持・拡大（創作的活動） 自我開放・欲求充足（消費する満足）
委ねる	植物がつくる環境，育つ環境の効用 （過ごす，観る，くつろぐ，楽しむ）	よりよい休息，安らぎ，解放感 実存的体験

参考資料

・山根　寛『ひとと植物・環境―療法として園芸を使う』青海社，2009

「植」レシピ①：借景園芸 (別名：路上観察学会)

1 ● レシピ紹介

「借景園芸」は，園芸とはいっても自分で植物を育てるのではありません．散歩やウォーキング，散策などと同じで，近所の公園や庭，道ばたの草木などを観察しながらともに歩き，季節と植物の移り変わりを楽しむことで，自然に心身の諸機能の維持や回復がもたらされるというプログラムです．ウォーキングなどは，身体運動による機能の維持回復を目的におこなわれますが，借景園芸は四季の変化にまかせて楽しむことが，そのまま身体活動として，心身の諸機能の低下を防ぐとともに，環境への関心を促し，他者との交わりの機会となります．

適 応	高齢や心身の障害などによる生活機能が低下した人 抑うつ状態などによる活動性の低下した人 物事への興味関心が薄れ生活活動が減少した人 何かを作るといったことが苦手な人 機能訓練などへの意欲が低下したり拒否している人
効 用	寝たきり予防，転倒予防 身体の基本的な働きの維持や改善 身体感覚，季節感の維持や回復 見当識障害の予防や改善 生活圏の拡大，生活環境への興味・関心の促し 他者との交わり，コミュニケーションの機会
形 態	セミクローズドもしくはクローズド 7，8～10名程度（スタッフは対象者の機能により1～2名）
時 間	1回1時間程度（対象によって短くする）　週1回～任意
期 間	時期や期間は限定しない

2 ● 方法

　基本は散歩です．ゆっくりと歩きながら，町の中にある植物を見ることで，植物や環境の変化を通して季節の移り変わりを楽しむというものです．より効果的にするために，いくつかコースを決めておき，「今日は天気がいいので，○○コースにしましょうか」など，天気や身体の調子にあわせて歩く時間や場所を選べるようにしておくのもよいでしょう．

　また，ただの散歩やウォーキングと違って，「路上観察学会」と命名していることが特徴です．それぞれが気に入った植物や庭，花壇，鉢植えなどを決め，月に一度，定期的にデジタルカメラで写真を撮ります（定点観察）．そうして，年の終わりや年度の終わりの区切りがいいときに，学術大会の日を設け，各自が選んだ場所の月々の変化を示す写真を並べて，選んだ理由や選んだ植物の変化を，写真を見ながらみんなに紹介します．

　学会の目的や会員規定などを次のように決め，興味や関心を高め，目的のある大人の遊びとして楽しむことができます．

・学会長

　学会長は自薦他薦．四季の巡りにあわせて3か月任期で「○○年春の学会長」などと命名．学会長はコース決定の優先権をもち，学術大会時には会員の表彰をおこなうことが役割です．

・会員規定

　新会員は現会員2名以上の推薦で会員となり，会員証が発行されます．

・学会活動

　通常の活動としては，週1回の研究会（借景園芸による散歩）に参加し，散歩で見つけた気に入った植物についてそれぞれの感想を述べたり，月に一度デジタルカメラでお気に入りの場所を撮り，定点観察記録として残します．

・研究発表

　学術大会（年次大会）のときに，定点撮影したものを並べて，季節の

変化と植物の変化を説明します．

・賞罰

年間通して7，8割参加したばあいを皆勤賞として表彰．9割以上参加した者は，「あまりきまじめに無理をしないこと，何事もほどほどがいい」と，会長より訓告を受けます．

・退会等

年間の参加が3割未満のばあいは，病気や退院退所が理由でない限り，会員の権利を失い会員証を返却します．入院や療養施設で退院退所したばあいは，みんなを残したまま去るため，除籍処分としてお祝いのことばを贈り，亡くなった人は，名誉会員とします．

3 ● 背景と効用

高齢や心身の障害などにより生活機能が低下した人，抑うつ状態で何もする気がしないなど意欲や活動性が低下した人，物事への興味関心が薄れて生活活動が減少し廃用性の機能低下が心配される人，何かを作るといったことが苦手なひと，機能訓練などへの意欲低下や拒否がある人などに，無理なく楽しみながら生活活動を増やすことができないかと考えて生まれたプログラムです．特別な道具や技術，準備をする必要がなく，年齢，性別，障害の有無や種類に限定されることが少なく，いろいろな人にもちいることができることが特徴といえます．

身体機能面では，散歩やウォーキング，散策などと同様，粗大ですがリズムのある全身の筋肉や関節が協調性を保つことで成り立つ歩くという全身運動が，寝たきり予防，転倒予防，身体の基本的な働きの維持や改善になります．そして，四季の移り変わりを植物を通して楽しむということが，身体感覚，季節感の維持や回復，見当識障害の予防や改善につながり，施設や病院などの外に出るという活動が，生活圏の拡大，生活環境への興味・関心を促します．また，植物を観るということ，定点観察や発表の機会などが，自然に他者と交わり会話するコミュニケー

ションの機会になります．

4 ● 構造

　入院期間の短い急性期作業療法や，その日その日の散策を楽しむだけならオープン参加でもよいのですが，交流を生かすのであれば，セミクローズドにして，平均7，8名から多くても10名程度までの小グループが適しています．最低週1回，1回の活動時間は参加者の身体機能にもよりますが，歩く時間は通常30分程度，散策の前後を含めて1時間程度がよいでしょう．時期や期間は限定しませんが，長期の利用者であっても再参加を認めて，1年単位の更新とします．

5 ● 注意すること

・車いすや歩行器，杖の使用など移動に大きく支障があるばあいは，グループプログラムとして相互介助が大きな支障にならない範囲で参加者を選択します．
・活動は市街地も含まれるため，転倒や交通事故，気温の寒暖の影響などへの注意が必要です．また，事故時の連絡を含む対処については，事前に検討し決めておきましょう．
・認知症を対象とするばあいは，コースはあまり変更せず一定にするほうがよいです．
・歩きやすく動きやすいなど靴や服装には十分に注意を払いましょう．
・高齢者や体力の低下がある人には疲労に対する配慮が必要です．適度な休憩や途中の水分補給が必要なこともあります．

参考資料

・山根　寛・澤田みどり『ひとと植物・環境—療法として園芸を使う』青海社，2009
・早川　昭「散歩・運動をもちいたかかわり」『認知症ライフパートナー検定　試験応用検定公式テキスト』日本認知症コミュニケーション協議会編，231-232　41，2010

「植」レシピ②：ワイングラス園芸

1 ● レシピ紹介

「ワイングラス園芸」は，もっとも簡単なアクアリウムの利用です．大きめのワイングラスに水を張り，水草を浮かべただけで，ほとんど世話をしなくても，植物の生育と季節の変化を楽しむことができます．ベッドで起居動作も十分できなくなった人でも，植物や植物が育つ環境を少し療養生活に取り入れることで，季節や時間の流れを感じたり，そうした話題ができることが特徴です．

適　応	主に機能低下により起居動作が困難な人
効　用	生きる希望 喪失感の防止
形　態	ベッドサイドで個別対応
時　間	適時短時間の関与
期　間	時期や期間は限定しない

2 ● 方法

大きなワイングラスに7分目くらい水を張り，アオウキクサなどの浮遊性の小さな浮き草を数片浮かべます．そのワイングラスを，病室であれば，ベッドに寝ている人が，頭を動かすだけで視野に入る窓際や，ストレッチャー型車いすを使用している人であれば，移動して見ることができる窓際に置いてみましょう．いずれも，寝たまま視線をグラスに移せば，水を張ったワイングラスには，天地左右逆さに外の景色が映ります．青い空や流れる雲，風にそよぐ木々の緑など，四季折々，移り変わる自然の景色，日々の空模様の変化が，ワイングラスに取り込まれて見

えます．

3 ● 背景と効用

　このプログラムというか植物の利用は，重度の心身障害でストレッチャー型の車いすで過ごすしかない人とのかかわりから生まれました．ミニデイサービスを始めた頃，できるだけ自宅で一緒に暮らしたいが，家事や買い物をする時間がほしいという家族の希望で，デイサービスに来てもらうようになりました．しかし，話しかけにも，「あ～」と首を横に振り受け入れず，食事の介助でスプーンを口元に運んでも，口を開こうとされませんでした．何かとっかかりをと思いながら，自分では動くことができないため，外に出るのも大変なその人に，せめて外の風景を見ることができればと考え，思いついたものです．
　「今日はいいお天気ですね．グラスの中にも青空が見えますか」，しばらくは返ってくることばもなく日が過ぎましたが，ある日，「おはようございます．今日もいい天気ですね」と声をかけると，チラチラと視線がグラスのほうに向けられるのに気がつきました．視線に合わせてワイングラスを見ると，水草に小さな芽が出ていたのです．「ああ，芽が出たんですね」というと，少し口元がゆるんで首が縦に振られました．
　その日から，食事介助のスプーンに口を閉じたままということもなくなりました．ワイングラスの小さな水草が，固く閉ざしていたその人のこころの扉を開いたのでしょうか．私はそれに「ワイングラス園芸」と名づけました．小さなしずかな命に助けられたかかわりです．
　このように，動くことができなくなり，何事にも興味や関心がなくなった人に，侵襲性の少ないかかわりをするときには，水と光で独立栄養を営む植物というしずかな命に助けられることがよくあります．

4 ● 構造

　基本的には個別のかかわりで，環境療法的な意味合いも大きく，アク

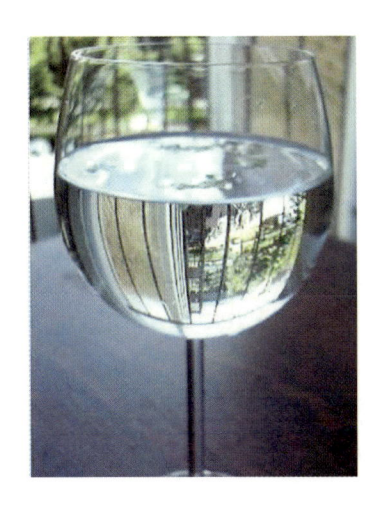

アリウムのように部屋に置いてもよいでしょう．かかわりは，プログラムとして定期的にというより，24時間 RO[注1]（reality orientation）のように日々のケアのなかの話しかけに利用します．

5 ● 注意すること

　ワイングラスは物や人があたって倒れると破損しやすく，小さく砕けて破片が薄く鋭利なので，置く場所や置き方には注意が必要です．また，窓際に置いたとき，日差しが強いと，ワイングラスがレンズのように太陽光を集め火事の原因にもなることもあるので注意が必要になります．

　倒れたり壊れることのリスクが大きいばあいは，ヒヤシンスなどの水耕栽培に使う容器をもちいるとよいでしょう．プラスチック製のものもありますが，透明度や映り込みの鮮明さは低くなります．

6 ● 応用

　ワイングラス園芸で扱いやすい浮き草は，どこの水田や池でも普通に見られる一年生のアオウキクサが手に入りやすく，丈夫で繁殖力も強い

ので適しています.

　アクアリウムとして楽しむのなら, 大きめのワイングラスであれば, メダカやグッピーなどを1, 2匹入れておくのも楽しいものです. 水草は, 浮遊性のほかに植物体が完全に水中にある沈水性のもの, 根が水中にあり, 茎や葉が水面上に出る抽水性のものも利用できますが, 外の景色の映り込みを楽しむばあいは, 水中に根や茎がないもののほうがいいですね. 小さなマリモなどを入れておくのも手間いらずでおもしろいでしょう.

　また, 景色の映り込みを楽しむことはできませんが, 水を張らずにテラリウムのように, ワイングラスの底に川砂と水を少し入れ, 植物や小動物をガラス容器などで飼育・栽培することもできます.

参考資料

・小林道信『ザ・水草図鑑―栽培と楽しみ方』誠文堂新光社, 2009
・小林道信『アクアリウムでメダカを飼おう！　―水槽で楽しむ日本メダカ』誠文堂新光社, 2006
・千田義洋監『アクアリウムのつくり方・楽しみ方』成美堂出版, 2010

注1：24時間RO

　リアリティ・オリエンテーションの一形態で, 日常的なケアにおいて, 対象者個々の見当識障害の状態に応じて, 天気, 曜日, 時間や場所, 季節など日々の基本的な情報を自然な形で繰り返し伝える個別的なアプローチの方法.

「植」レシピ③：室内菜園でビタミンＣ

１●レシピ紹介

「室内菜園でビタミンＣ」は，室内園芸の一つで，室内でも育成が簡単なスプラウト（発芽野菜，新芽野菜）栽培をもちいるものです．穀類，豆類，野菜の種子を発芽させ，芽と茎を食用にするもので，一般にはもやしとして知られています．

豆類，麦，ブロッコリーやマスタード，クレス，大根などのアブラナ科の緑黄色野菜などの種子を使います．種子の違いによって生育期間は異なりますが，だいたい２週間程度で発芽します．発芽は水だけでよいため，土壌の雑菌などによる感染の心配がありません．毎日１回水を替えるだけという，ずぼらにみえますが，心身の負担も少なく，活動性の広がりを作るばあいに使えます．

適　応	子どもから高齢者まで，年齢や障害，性別を問わないが，主に 病気や障害で物事への興味関心が低下した人 閉じこもりがちな人
効　用	離床 物事への興味や関心の取りもどし 他者との交わり，コミュニケーションの機会
形　態	個人 セミクローズドもしくはクローズドなど５～６名の小グループ スタッフは１名でいい
時　間	毎日の水替えは20～30分以内 ミーティングは週１回，１～２時間程度
期　間	期間の限定はないが，育てる植物により１クール２週間～１か月程度 いろいろ種を替えて育てることで１年通したプログラムにもなる

2 ● 方法

　スプラウトには，栽培方法の違いによりカイワレタイプとモヤシタイプがあります．どちらでも，容器は水がたまれば何でもよく，グラスやカップ，タッパーなど何でも利用できます．カイワレタイプは，透明できれいな容器で栽培して，テーブルガーデンとして楽しむのもよいでしょう．ウレタン，スポンジ，ガーゼ，コットン，ティッシュペーパーなどのいずれかを，発芽床として容器に入れ，水を入れます．十分しめらせたら余分な水を捨て，重なり合わないように種を蒔きます．カイワレタイプは，大根（カイワレ大根），シソ（芽ジソ），ネギ（芽ネギ），ブロッコリー，紫キャベツ，ガーデンクレス，カブ，からし菜などが適しています．種を蒔いたら，暗くて涼しい場所に容器を置き，発芽するまでは光をあてないで，種が乾かないよう霧吹きで水やりをします．種がもともともっている栄養で育つので，肥料は必要ありません．5～6cmくらいに伸びたら，日当たりのよい場所に置きます．日光にあてるのは2～3日くらいにします．種を蒔いてから，だいたい1～2週間あまりで収穫できます．

　モヤシタイプ（大豆もやしなどの豆類，アルファルファ）も同様に発芽床を作り，種を蒔いて，光があたらない暗くて涼しい場所に容器を置きます．豆類は3～6倍，アルファルファは10倍くらいにかさが増えるので，容器に入れる種の量を調整します．モヤシタイプは，ガーゼなどでふたをし，静かに水を捨て種をすすぐようにします．すすぎは1日1度でもいいのですが，できれば数回替えるといいでしょう．5～6cmくらいに伸びたら収穫します．収穫が遅くなると，固くなりアクが出てきて，栄養も減るので，早めに収穫したほうがいいでしょう．

3 ● 背景と効用

　社会的入院などで長期の入院生活が続き，生活への興味や関心も薄れ，作業療法の処方が出ても参加する気も起きない，参加しても1，2度で

4章 素材三 植

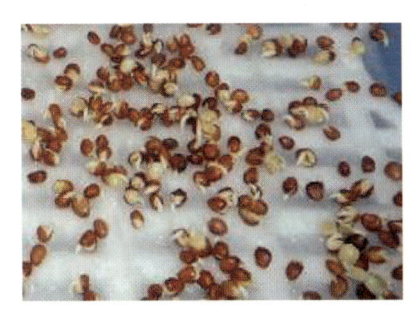

発芽

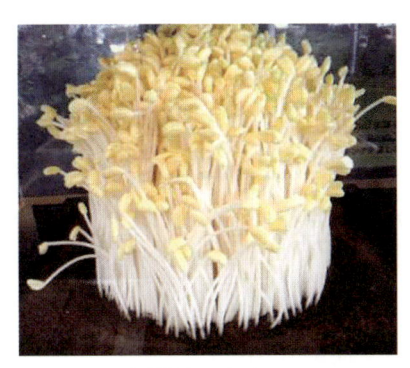

収穫前のもやし

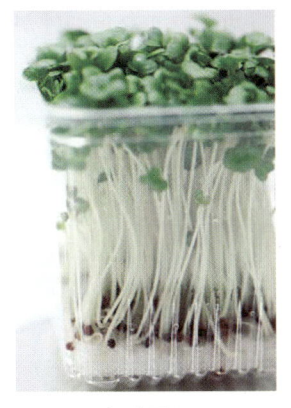

カイワレ

中断してしまう，そんな人たちに，何かに関心をもってもらえないか，ひととともに楽しんで過ごす時間があってもよいのではという思いから始めたプログラムです．

　室内で簡単に育ててできたものを，いろいろ調理して食べることができるので，子どもから高齢者まで，年齢や障害，性別を問わずもちいることができます．

4 ● 構造

　個別でも小グループでもできます．毎日の水やりや水替えはセラピス

トが一緒におこなっても,参加者にまかせてもいいのですが,週に1回程度は育ち具合を見ながら,種のこと,発芽の仕組みや発芽による栄養の変化,収穫したらどのように調理して食べてみるかなど,スプラウトに関する話をする時間を設けるといいでしょう.また,収穫したら,みんなでいろいろ調理して食べるということも,スプライトの利用の楽しみです.

5 ● 注意すること

　市販の栽培用の種は,消毒してあり,カラフルな色つけがしてあるので適しません.また,食用に売られているアズキやダイズなどは,発芽しないものが多く,ペット用のエサとして売られているものもあるので購入の際には注意が必要です.必ず,「もやし用」,「スプラウト用」として販売されているものを使いましょう.

　発芽しない種は早めに取り除かないと,カビの原因になります.また,水は替えるのを忘れると腐りやすいので,水が切れたり古くなったりしないように毎日替えることがコツです.

6 ● 応用

　スプラウトが大きくなったら何になるのか,スプラウトで使う種子をプランターや畑に植えてみるのもおもしろいでしょう.

　またラディッシュなど,畑がなくても,室内で短期に栽培できる野菜があるので,スプラウト栽培以外に室内栽培でいろいろな野菜を育てるのもおもしろいです.試食をきっかけに,植物や食への関心が広がります.最近は栽培セットも販売されています.それから,発芽床が面倒くさいという人は,アルミの鍋にお猪口一杯の種を水洗いして入れ,ひたひたに水を入れて,あとは毎日水を替えるだけでもできます.

参考資料

・深町貴子『1週間でヘルシー室内野菜！　深町貴子のスプラウト栽培セット』宝島社，2011
・片岡美佐子，他『スプラウトレシピ－発芽を食べる育てる』創森社，2003
・和田直久『育てる食べる楽しむスプラウト＆ベビーリーフ』家の光協会，2005

「植」レシピ④：大根の花

1 ● レシピ紹介
「大根の花」は，大根の花を楽しむという手抜きのようなプログラムですが，一粒の種から芽が出て根菜（このばあい大根）が育ち，花が咲き，実がなり，種になり，次の命へとつながる植物の育ちを利用するものです．植物の育ちや自然の移り変わりに身を委ねることで，生きるとか命とか世代とか，そうしたことも深刻にならずに話題にし，考えることができ，心身の健康を自然に取りもどすことができます．

適 応	子どもから高齢者まで，年齢や障害，性別を問わないが，主に 病気や障害で物事への興味関心が低下した人 自閉傾向がある人 何かを作るということが苦手な人
効 用	離床 生活リズムの回復 身体の基本的な働きの維持や改善 身体感覚，季節感の維持や回復 生活への興味や関心の取りもどし
形 態	クローズドかセミクローズド　7〜10名（スタッフは1〜2名）
時 間	1回1時間程度　週1回
期 間	春まき，初夏まき，夏まき，晩夏まき，秋まきなどあるが，それぞれ土作りの時期から大根の収穫まで3〜4か月，花を楽しみ種を採取するまでだと7〜8か月が1クール

2 ● 方法
根菜の中でも，大根は地中に深く根を伸ばすので，水はけのよい肥沃な土地が適しています．土作りが大切で，畑をよく耕し地中の小石や障

138

害物を完全に取り除かないと，根が伸びるのを邪魔して大根が二股になったりします．それも形としては楽しめます．

　初秋まき品種は，8月下旬〜9月中旬，秋まき品種だと9月下旬〜10月中旬くらいに種を蒔きます．種を蒔く1週間あまり前に苦土石灰を1㎡あたり一握り撒いて，よく混ぜておくといいでしょう．

　土の準備ができたら，種を蒔いて，たっぷり水を与え，薄く土をかけるだけでもいいのですが，種が乾燥しないように敷きわらや寒冷紗などで覆いをするとなおいいでしょう．およそ1週間あまりで芽が出ますが，その間，乾燥させないように水やりを忘れないように気をつけましょう．

　双葉が出たらハート型に形が整っているものを残して，生育の悪いものや虫食いのものは間引き，間引きのたびに，鶏ふんなどの追肥をします．本葉が2〜3枚のころに二本立てにし，5〜6枚になったら一本立てにしましょう．

　間引いたもの（写真1）は，サラダ，味噌汁，炒め物，炊き込みご飯，ゴマ和え，菜ご飯，浅漬け，煮浸しなど，いろいろな食べ方ができます．大きく育った大根（写真2）は，スライスして大根の刺身，大根おろし，ふろふき大根，おでん，ぶり大根，漬け物，干し大根と，その料理法はたくさんあります．とにかく大根は，育てて，いろいろ調理して食べるなど，楽しみがたくさんある育てがいのある植物です．

　通常の大根の利用が終わる頃に，数本そのまま残しておくと，春先には白や薄紫の可憐な花（写真3）が咲きます．この花を楽しみながら，実がなるのを待ちます．大根の実は，エンドウ豆のようにサヤの中に種が並んだ形をしていますが，未成熟時のもの（写真4）は，サラダのように生食ができ，マヨネーズなどで食べるのも美味しくて楽しむことができます．種は，熟してサヤが枯れてから採取します（写真5，6）．

3 ● 背景と効用

　「大根の花」は，作業療法の処方はでたが何もしたくないという人たち

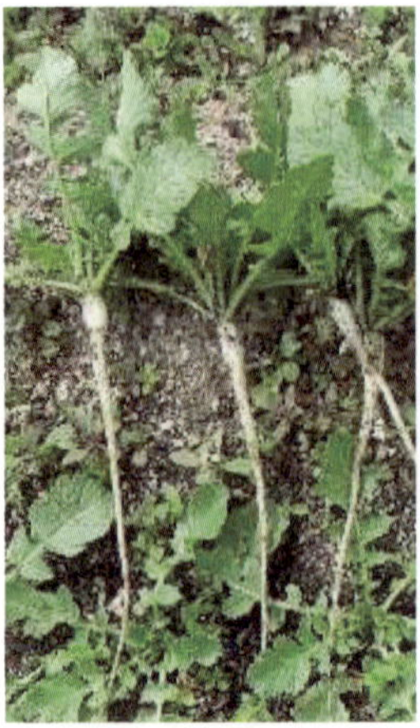

写真1　間引き菜 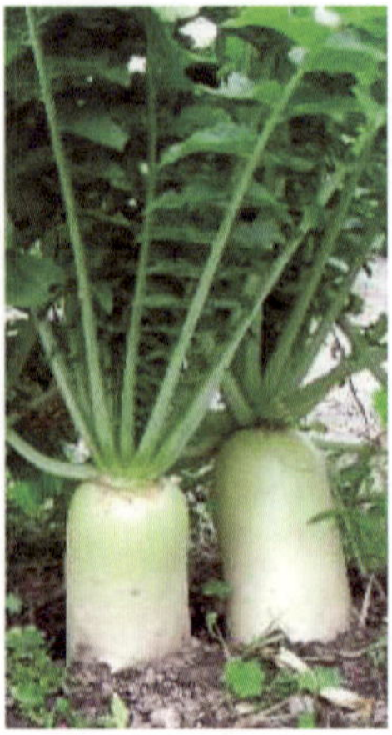　　写真2　育った大根 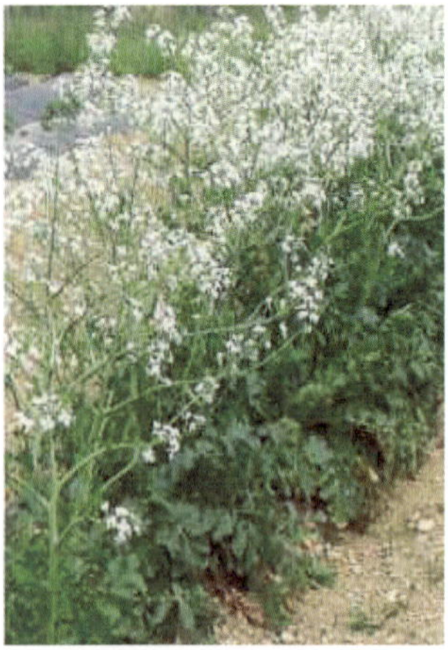　　写真3　大根の花

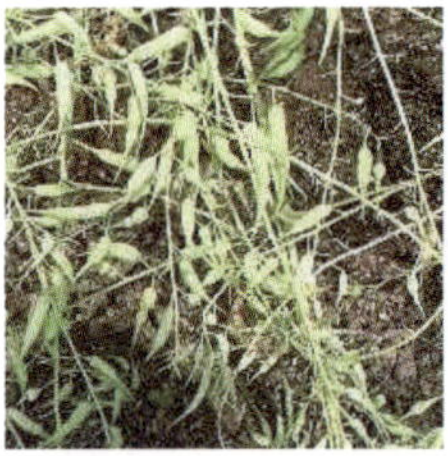

写真4　未成熟種 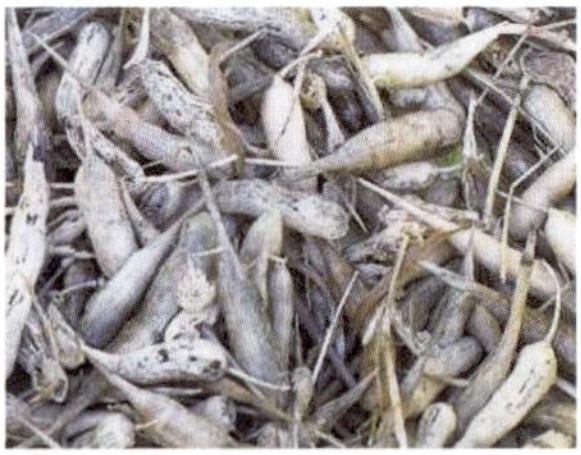　　写真5　サヤつきの種 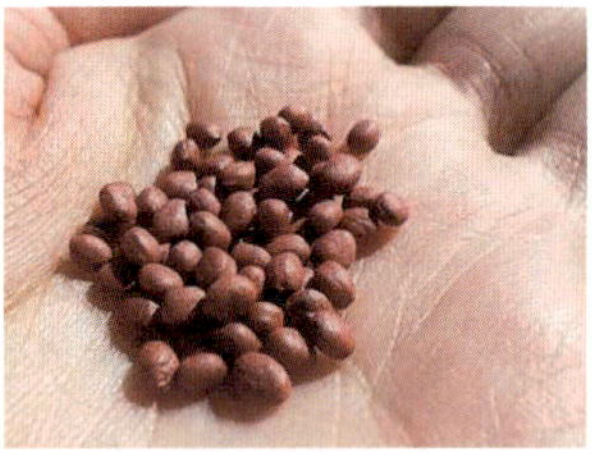　　写真6　収穫した種

に提案して生まれました．種を蒔くときと，花が咲いたら見に行く，半年に2回参加したら，作業療法をしていることにするからと約束して始めたプログラムです．

　初回は，菜園を耕し，大根の種を蒔いて，ここで育てているという場所の確認をしておきました．2回目以降は，作業療法をしたくない人たちが対象なので，毎週1回，作業療法士が間引いた菜を持って病棟に行き，生育具合とともに，間引き菜で作った味噌汁やスープ，浅漬けの味などを話すことにしました．診察時に，作業療法では何をしているかと主治医に聞かれたときに困るだろうからということが表向きの理由です．

そうして，回を重ねるにつれ，大根の生育や料理に興味を示す者がでてきました．種を蒔いて花が咲いたら見る，半年に2回だけという誘いで始めたプログラムでしたが，大根菜飯，大根菜チャーハン，大根菜煮浸し，大根おろし，ふろふき大根，ぶり大根と，気がつけば大根の生育に応じて大根料理を一通り体験することになりました（想定通りです，笑）．

そして，大根の花芽のおひたし，若い種をサヤごとマヨネーズで食べてみるなど，通常することがない大根の味わい方もし，大根の花見会をして，種を収穫し「大根の花」の終了式をおこないました．それから二番煎じとして，「大根の花二世を楽しむ会」を募集しました．この会では「大根を売って温泉に行こう」という企画にまで発展しました．

このように，一粒の種の発芽から新しい種ができるまでの植物の一生という視点から，その育ちを見直すことで，病いを生きる人たちとのかかわりにおいて，その活用は限りなく広がりました．

4 ● 構造

基本的にはクローズドもしくはセミクローズドの，7から10名くらいの小グループが適していますが，10から15名くらいのグループでも可能です．

5 ● 注意事項

園芸活動一般の注意事項以外に特別注意することはありません．

6 ● 応用

発芽時から種の採取まで全行程において，食用として活用でき，その応用範囲の広さからすれば大根が一番ですが，他の植物でも同様のかかわりはできます．畑がなければ，少し深さのある容器であれば大根を作ることができます．

「植」レシピ⑤：旬を喰う会 (別名：晴耕雨読の会)

1 ● レシピ紹介

　植物は，育てるだけでなくいろいろ利用できます．このプログラムは，その楽しみを，「初物を食べると長生きする」「初物を食べると病気が治る」ということばを合い言葉のようにして集い，ともに活動する暮らしのなかのプログラムの一つです．

　1年を通し，季節にあわせていろいろな植物を育て，収穫した初物を調理して，みんなで食べて健康に生きようという，人のつながりを育てるグループ活動といえます．

適　応	年齢や障害，性別を問わないが， 主には， 病気や障害で物事への興味関心が低下した人 閉じこもりがちな人 心身の機能が低下した高齢者 長期の療養生活を送る人
効　用	身体の働きの維持や改善 生活への興味や関心を取りもどす 身体感覚，季節感を回復する
形　態	セミクローズド　10〜20名（スタッフは2名程度）
時　間	1回1〜2時間程度　週1〜2回
期　間	限定しない

2 ● 方法

　「旬を喰う会」は，通常の園芸活動と栽培や収穫などの活動内容は同じですが，料理して食べることができる野菜類を中心に，四季折々にいろ

いろなものが収穫できるよう，少量ずつ多くの品種の作付け計画を立てておこなうことが特徴です．

年間の作付け計画をうまく立てることで，1年中，活動できます．日々の活動は，その日の作業内容を確認することで決まります．参加者がそれぞれ自分の状態にあわせて，その日何をするかを申請して，みんなで役割を分担します．別名を「晴耕雨読の会」というように，心身の状態と季節，お天気まかせ，だれが何をするかはすべて話し合いで決めます．

土を掘り起こす，種を蒔く，雑草をぬく，水をまく，収穫をする，そんな仲間をただのんびり眺める者，収穫したものを料理する者など，それぞれが自分のその日の調子にあわせて，できることを選び，無理のない活動をすることが，病いを生きる者の日々(にちにち)の生活を支えるのです．

園芸作業をするという仕事のようにおこなうより，季節の流れにあわせて，植物を育てる遊びに近い感覚で楽しむのがいいでしょう．春から夏にかけては豌豆(えんどう)，ジャガイモ，西瓜，トウモロコシ，茄子など，秋から冬にかけては，サツマイモ，大根，何種類かの中国野菜と季節々々の野菜が採れます．

3 ● 背景と効用

退院しても，1人暮らしの寂しさに疲れてすぐに再入院してくる，医療的なケアは必要ですが，支える環境があればその人なりの日常生活を送ることができるのに，そうした場がない．デイケアのように週間プログラムに沿った治療活動ではなく，もっと生活に近く日々の暮らしのなかで集える場があるといい……「旬を喰う会」は，そうした人たちへの拠りどころとして始めたプログラムです．

「旬を喰う会」が集う小さな畑は，園芸という活動を軸とした，日々の生活とつながった情報交換の場，1人暮らしの寂しさを癒す場，ありのままの自分を受け入れてくれる場，社会とのつながりを保つ場，準拠集

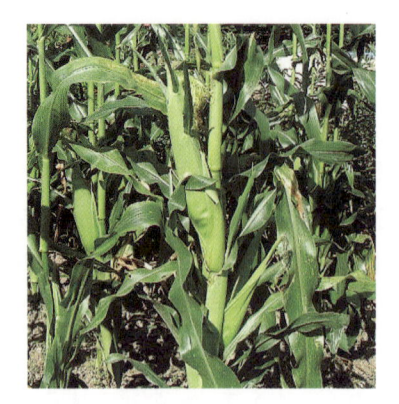

トウモロコシ

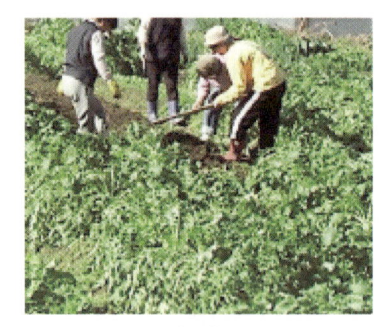

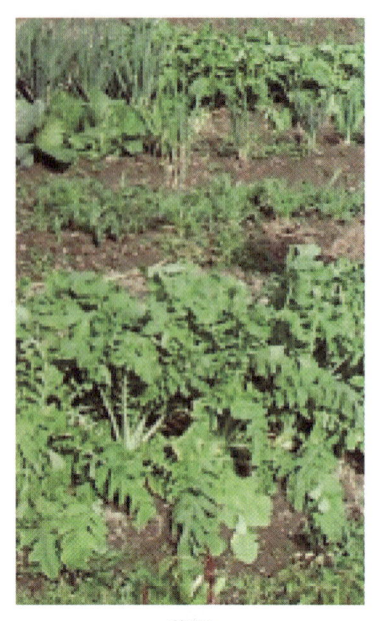

菜園

収穫

団としての場など，多様な意味と役割を果たし，単にプログラムという機能を超えた，生活支援の場として機能しました．

「旬を喰う会」のような日々の生活に近い活動からは，さまざまな広がりが生まれます．米はどうしてできるのだろうと都会育ちの人が言ったことをきっかけに，自分たちが育てた米でおいしいおにぎりを作りたいと，プランターで稲を育てたこともあります．そしてプランターで米ができるのなら，畑のない場所でいろいろ育ててみようと，黒いビニール袋を利用したサツマイモ，給食用の漬け物樽を利用したトマトや茄子の鉢植え栽培などにも取り組みました．

そして，収穫したものは，「初物を食べて病気を治そう」を合い言葉にまずは自分たちで食べました．たくさん採れれば，町で売っている値段を調べて，市価の半額程度を目安に販売もしました．お客さんは外来の患者さん，病院のスタッフ，通りすがりの近所の人などで，安くて新鮮と言いながら値切る人もいます．

　自分たちが作った野菜を，商品として値踏みし買ってくれる人がいて，そうした人たちとの普通のやり取りがうれしいものです．その日の作業が終わると，また部屋に集まり，お茶を飲みながらひとしきり雑談をして過ごしました．売上はみんなでプールし，お茶代にしたり，年に何回かおこなう収穫祭や忘年会，花見の費用などにあてたりしました．少し小遣いを足して，日帰りで温泉に行ったこともありました．

4 ● 構造

　園芸作業そのものは約1時間程度ですが，前後の雑談やお茶の時間を含むと，2時間程度はあっという間に過ぎてしまいます．調理や試食を同日におこなうと半日，1日かかることもあり，プログラムとしておこなうばあいは，活動日を替えて複数回でおこなうのもよいでしょう．

5 ● 注意すること

　園芸活動に関する一般の注意事項以外に特別注意することはありません．

参考資料

・山根　寛『町のなかの小さな畑から―慢性老人分裂病者を支える』作業療法　13，224-233，1994

「植」レシピ⑥：道ばたの草の会 （雑草盆栽）

1 ● レシピ紹介

　名前がない草はありませんが，「道ばたの草の会」は，ひとが栽培していない，いわゆる雑草と呼ばれる自然の草花を利用したものです．ひとが栽培しない自然に育っているものをもちいるため，育てるという手間がまったくかからない植物の楽しみ方の一つです．

適　応	年齢や障害，性別を問わないが， 主には， 物事への興味関心が低下した者
効　用	身体の働きの維持や改善 活動性や興味関心の改善 身体感覚，季節感を回復する
形　態	セミクローズド　7～10名（スタッフは1～2名）
時　間	1回2時間程度　週1回
期　間	季節や期間は特に限定しない

2 ● 方法

　「道ばたの草の会」は，「「植」レシピ①：借景園芸（別名：路上観察学会）」のように，決まったコースはなく，季節の移り変わりにあわせて，公園や河岸，舗装されていない道路などを自然に生えている草花を見ながら散歩し，おもしろそうなものがあれば，持ち帰り鉢に寄せ植えにして楽しみます．

　散歩にあわせて雑草を採集しますが，根を傷めないように土がついたまま持ち帰るのがコツです．移植ゴテや採集した植物を入れるビニール袋などを持って，散歩に出かけましょう．散歩しながら，注意すると，

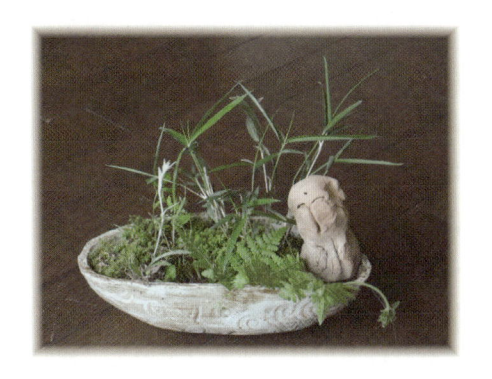

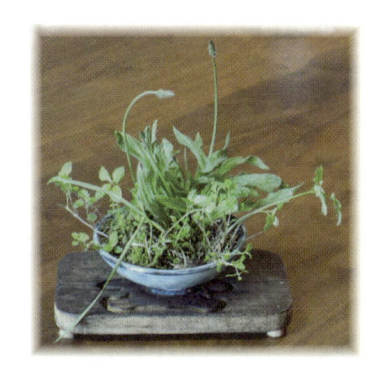

いろいろな所で，たくましく育っている植物に出会います．その季節の自然の草花をいくつか，根付きのまま持って帰り，適当な器に寄せ植えをして，植物図鑑を開いて，植物の名前などを調べてみましょう．

人間が，自分たちが必要として育てている植物以外で，農耕・園芸にとっては不要とされている植物を総称したものが雑草と呼ばれています．しかし，正確にどのような文言かはわかりませんが，植物に造詣の深かった昭和天皇が「雑草という草はない．どの草にも名前はある」と言われたというエピソードがあるように，ひとが生活している所で目にする植物には，すべて名前があります．

寄せ植えしたものは，自分たちで楽しむのもいいし，病院や施設であれば，皆さんに楽しんでもらえるよう，ロビーや食堂に置かせてもらうのもいいでしょう．

3 ● 背景と効用

「道ばたの草の会」は，30年あまり前に長期入院している人や地域で療養生活をしている人たちを対象に始めたプログラムですが，最近テレビの園芸コーナーか何かで「草盆栽」と称して同じようなことをしているのを見ました．町の園芸店で販売しているのを目にして驚いたこともあります．

畑や園芸施設がなくてもできる，大変ずぼらなプログラムですが，「借景園芸」の応用版として位置づけてもちいることもできます．

4 ● 構造
植物の採集と寄せ植えで1回約2時間程度ですが，前後の雑談やお茶の時間を含むと，2時間はあっという間に過ぎてしまいます．ゆっくりと散策しながら植物を採集し，寄せ植えを作ると半日，1日かかることもあります．プログラムとしておこなうばあいは，活動日を替えて複数回でおこなうのもいいでしょう．そのばあいは採集した植物の管理が必要になります．

5 ● 注意すること
特別注意することはありませんが，植物の採集に対しては，気温や日差しの影響，転倒や事故などに対する注意が必要です．参加者の疲労などに対して細心の注意を払い，臨機応変に変更し無理をしないことがコツです．

6 ● 応用
雑草だけでなく，里山などでよく見かける実生の木々の小さなものを植えてもいいでしょう．

また，鉢植えだけでなく，「「植」レシピ②：ワイングラス園芸」のように，浮揚性や浮遊性のある水草を平鉢や少し深みのある平たい食器などで育てるのもおもしろいでしょう．沈水性の水草は，少し本格的にアクアリウムなどで楽しむこともできます．部屋に持ちこむには，鉢植えをハンギングにしたり，苔玉風に仕上げるという方法もあります．いずれも，知識や高い技術は不要で費用をかけずに，身の回りで植物を育てて楽しむ，自然の植物を利用する利点を生かせばいろいろな応用があります．

「植」レシピ⑦：春を待つ会

1 ● レシピ紹介

　これも特別なものではありません．いろいろな花の球根を植えて，どんな花が咲くか楽しみに待つというだけのプログラムです．花の種類や色がわかっていないため，自分が植えたものが何の花でどんな色かもわからないのがミソです．

　時々水をやるだけで，あとはひたすら春になって花が咲くのを待つだけという手抜きのようなプログラムです．特別な技能がなくても，何かを作ったりしたりすることがおっくうであっても，大きな負担なくできます．

適　応	年齢や障害，性別を問わないが， 主には， 物事への興味関心が低下した人
効　用	身体の働きの維持や改善 活動性や興味関心の改善 身体感覚，季節感を回復する
形　態	限定しない
時　間	初回2時間程度　あとは適時
期　間	秋植えのばあいは10月から花を楽しむ5月頃まで

2 ● 方法

　花壇やプランターに植えた花が終わったあとに，畑を整理して集まった球根や園芸店で品数が不揃いになった球根などを利用します．1人1鉢ずつ，思い思いに選んでもらった球根を植えて，春になって花が咲いたら，楽しむというプログラムです．何が咲くのか，どんな色になるの

かもわからないという，球根を選別しない手抜きの園芸を逆手にとったプログラムです．誰が植えたかだけわかるように名札をつけておきます．

3 ● 背景と効用
「春を待つ会」は，精神系総合病院で老人病棟を担当していたときに，心身の機能の低下や長期の療養生活でいろいろなことへの関心や興味もなくなったかのように，部屋やデイルームで日がな一日，ただ座って過ごすか，同じ所を行ったり来たり，徘徊をして過ごしている人たちがいました．散歩に出ても，黙ってただ黙々とついて歩くだけ，「寒いね」というと「はい」，「疲れましたか」と聞くと「はい」．そんな人たちに，何か少しでもつながりをもつことはできないかと始めたものです．

何の球根か，花が咲くまでわからない，いろいろな球根をそれぞれに適当に選んでもらって植え，「これはあなたの鉢」と植えた人の名前を書いた札をつけました．水やりなどが自分でできる人もいれば，寝たきりに近いため，スタッフが代理に管理する人のものも含めて40数鉢あまりになりました．

ほとんど関心を示すこともなく，水やりを忘れる人，しない人もいましたが，「芽が出ましたね」「花が咲くといいね」といった話しかけができます．春になり芽が出たり，つぼみがふくらみ始めると，「これは何でしょうね」「実がなるのか」などの会話が増えました．みんなの鉢の花が咲く頃に，鑑賞会をもちました．植物の「育ち」に身をまかせながら，芽が出て花が咲くのにあわせるようにみんなの閉ざしていた気持ちが少し開かれるのがわかりました．

「春を待つ会」の終わりは，みんなでお花見に行ってみようということになり，おにぎりを作って近所の公園に出かけました．このお花見で「春を待つ会」は終了になりましたが，何人かは園芸に興味を示し，引き続いて春まきの花をプランターで育てるようになりました．

「植」の一言

- 食物連鎖における動物と植物
- 植物は独立栄養をいとなみ光と水で育つ
- 光合成って何？
- 植物の「性の相」と「食の相」
- 植物とひとの共生
- 植物から人間が得ているもの
- 植物の育成は自分の行為の結果だけが問われることがない
- なぜ植物は，動物などに比べて，ひとに緊張を与えないのか
- なぜ植物とのかかわりでは，基本的な心身機能がすべて使われるのか
- 動物を育てることと植物を育てることの違い

「土」の特性

　　　　　土

　　凛々と陽が降りそそぐ
　　大地に陽が降りそそぐ
　　降りそそぐ陽を大地が包み
　　そこに生き物が生まれ育つ
　　ひとはその恵みに生き
　　土をこね道具をつくり
　　身を護る住まいをつくった
　　土は地球の命の母胎

1 ● ひとと土

　人間がこの地球上に誕生したときから，ひとは土とかかわりなしに生きることはできない関係にあります．土は水とともに，地球上に生きるすべての命の源といえます．土と水が太陽の放射エネルギーを循環させ，そのエネルギーにより植物は芽生え育ちます．そしてその植物で動物が生をいとなみます．ひとは大地が植物を育てることを知り，農耕技術が生まれ，植物の恵みにより食糧の増産と備蓄が可能になり，社会を形成し，文明を築いてきました．

　また，土をこね，固め，時に火の力を借りて器をつくったり，土やレンガや石，土が育てた植物や動物を使って身を護る住まいや衣服をつくりました．土から生まれるもので，衣食住のほとんどすべてをまかなっ

てきたといってもよいでしょう．土は，ひとの生活を支える基盤であり，生活に必要な道具や住まいを作る材料，命をはぐくむ母胎といえます．

2 ● 素材としての土

　土はその特性により，粘土鉱物は食器などの陶磁器，瓦，セメント，レンガ，タイルなどの建築材料や，化学工業の素材，肥料，農薬などに広く使用されているほか，土木や建築の基礎として，また植物を育てる土壌として生活全般に利用されている素材です．

3 ● 土と感覚

　ひとは，手を使いふれることで自分以外のものを確かめます．ふれて確かめ，自分を取り巻く世界の情報を脳に伝え，自分が生きるために必要な自分と自分以外のものとの関係を知る情報を蓄えるのです．その情報の蓄えが一次情報として，見聞きしたものを推測するものさしとなります．

　ふれるということ，手でさわるということは，対象物の確認ということからさらに相手との関係の確かめまで，重要な意味をもっています．赤ん坊や小さな子どもは母にふれ，母の自分に対する思いを確かめようとします．ことばでは確かめきれない思いを，ふれて確認するのです．幼い者たちだけではありません．大人も自分が好意を抱いた相手や何か気になる相手には出会って確かめようとします．伝えきれない自分の思いを伝えるためにもふれようとします．ふれて確かめる，ふれて伝えようとします．

　ひとはこの世に誕生したときから，自分の手で対象にふれることで，その特性を知り，自分との関係を確かめてきたのです．ことばではごまかすことができても，ふれたらその微妙な関係がわかります．なじみの触覚は，緊張を解き，安らぎをもたらします．そうした手でふれるという生理学的，心理社会学的感覚は，人類がその発達の過程で体験してき

た，子どもが発達の過程で体験する，対象を確認する手段です．その感覚は，泥あそび，土の団子づくり，粘土細工，植物の栽培など，水を含んだ土にふれ，まぜたり，手でこねて形を作るといった素朴な土とのかかわりが基盤になっているのです．

4 ● 作業療法と土

　土は，上述したようにひとの生活の重要な基盤となる素材ですが，作業療法における作業の素材としては，それほどもちいられるものではありません．ただ，ふれる，こねる，形をつくるという行為は，発達と身体の使用という視点からみればとても重要な，ひとが生きる基盤となる行為です．作業療法における土の利用は，自然環境として，また植物の栽培などでもありますが，やはり粘土としての利用が一番多くあります．それは，わたしたちがこの世界に誕生し，自分以外の対象（世界）を認識する最初の行為，能動的触覚の働きともっとも関連が深いからです．

　病み，世界からの刺激に身を閉ざして自分を護っている者にとって，自らの感覚を開き世界を感受する，この能動的触覚による対象の認識は，手指による探索，すなわち自らの手指を動かすことを前提としています．それは対象を知覚するための意志といえます．ふれて対象を確かめるという行為，その神経生理学的メカニズムはまだ十分解明されていませんが，皮膚や筋，腱，骨膜などにあるさまざまな受容器からの体性感覚情報を得てなされるものです．[注]

5 ● 粘土の退行誘発

　粘土は，その能動的触覚を最大限に使うことができる素材といえます．また，能動的触覚の対象として，少し水分を含んだ柔らかく手の動きに応じて自在に形を変えながら可塑性のある粘土，その感触は乳幼児期の発達時に体験したものと似た感覚であるため，ひとに安心感とほどよい退行感を誘発します．

注：**体性感覚**

　皮膚感覚と深部感覚を合わせたものを体性感覚という．皮膚感覚は触覚，痛覚，温度覚，圧覚など，主に皮膚にある受容細胞で知覚される複合感覚である．深部感覚は関節や筋肉の動きによって筋が引っぱられたときの力を感知する感覚で運動感覚ともいわれている．

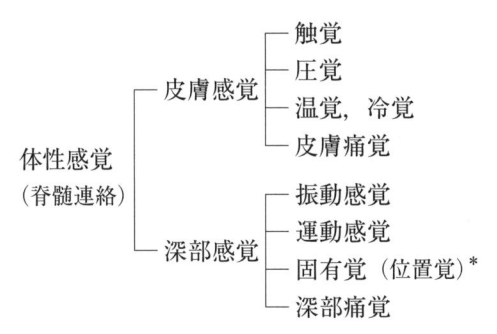

```
                         ┌─ 触覚
                         ├─ 圧覚
              ┌─ 皮膚感覚 ─┤
              │          ├─ 温覚，冷覚
              │          └─ 皮膚痛覚
  体性感覚 ───┤
  (脊髄連絡)  │          ┌─ 振動感覚
              │          ├─ 運動感覚
              └─ 深部感覚 ┤
                         ├─ 固有覚（位置覚）*
                         └─ 深部痛覚
```

＊**固有覚**：自己の運動による位置，動き，力・重さの情報から身体の運動や空間における身体部位の位置（姿勢）とその変化（動き）を知る感覚で，前庭覚とともに運動を監視し統制する情報．

「土」レシピ①：何も作らない

1 ● レシピ紹介

「土」を素材とする作業料理のレシピの最初は，「何も作らない」という，作業をもちいる療法としては，思わず「どうするの？」と聞いてしまいそうなプログラムです．これは，亜急性期状態の人やうつ状態などで，何もできないのに，何もしていないのに，ゆっくり休むことができない人たちに，周囲を気にせず過ごしてもらうためのプログラムです．安静にするほどではない，しかし，目的があることもできないが，何もしないで休むこともできない，そんな人たちに，作業依存（作業への閉じこもり）による集団内自閉を利用して，自分の病気のことも何も考えずに安心して過ごしてもらうことを狙ったものです．

適　応	主に亜急性期や抑うつ状態などで，目的のあることやまとまったことはできないが，何もしないで休むということもできない人 身体の障害のばあいは，手の巧緻的な動作や両手の協調動作ができなくなった片麻痺の人
効　用	安心と安全の提供 病的状態からの早期離脱 気持ちが落ち着かないときの沈静化 手指の巧緻動作，体性感覚の訓練 両手の協調動作の訓練など
形　態	精神認知機能の障害のばあいはパラレルな場 身体機能障害のばあいは特に形態は問わない
時　間	適時短時間の関与　1回1〜2時間の継続は可
期　間	時期や期間は限定しない

2 ● 方法

　方法はいくつかありますが，ここでは「土」という素材を生かして，作業による入力刺激を発達の初期から身体を使うために重要な情報を提供する，体性感覚を利用する，陶芸の粘土をもちいた方法を紹介します．上肢や手指の機能訓練にも使えますが，ここでは精神認知機能の障害を対象とするばあいの使い方を説明します．

①最初に，ピンポン玉くらいの大きさの陶芸の粘土を手渡し「何も作らなくていいので，こんなふうに，両手の指で同時に粘土をつまみながら，できるだけ薄く同じ厚さにしてみましょう」と，指の動かし方を実際にして見せながら説明します．これが特定の脳機能課題にあたる指示になります[注1]．実際に行為を始めたら，あとは適時同じ厚さになっているかどうかを問いかけるだけで，それ以外の働きかけはしません．

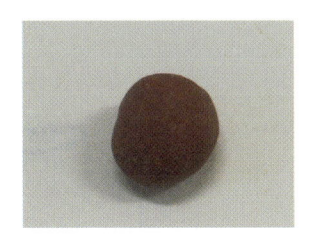

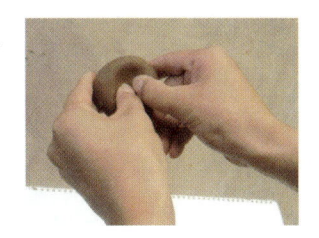

②粘土を薄く同じ厚さにする（特定の脳機能課題）ため，指で粘土をつまむという単純な動作の繰り返し，その手指の屈伸にともなう現実的な感覚刺激（体性感覚）に意識がむきます．

　厚さの違うところはないだろうか，どのくらいの薄さかな，つまみながら指先で粘土の厚みを確かめ，指先に込める力を調整します．この薄く同じ厚さにという手指の屈伸にともない，自分の身体が受け取る現実的な感覚刺激が脳にフィードバックされ，運動企画が見直され，手指の動きが修正されます．感覚のフィードバックにより手指の動き

を修正しながら繰り返すことで，必要な脳機能課題が遂行されます．

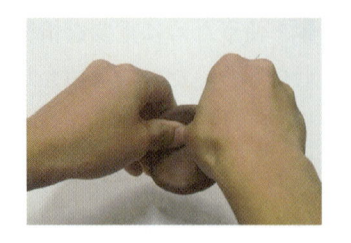

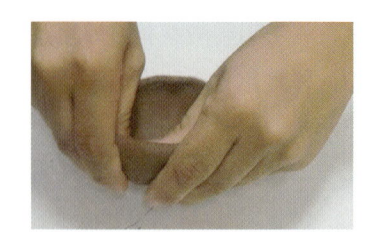

③このシンプルな課題を続ける脳活動により，何もしていなければ幻覚妄想などを作りだす不要な脳活動が抑制されます．また，その課題遂行のために注意も選択的に払われるようになり，周囲からの雑多な刺激（視覚刺激や聴覚刺激）が知覚されなくなります．さらに，薄く同じ厚さになるように粘土をつまむという，手指の屈伸にともなう適度な身体の動き（リズム）と身体感覚が，現実的な刺激として自己内外の刺激を明確にします．

　粘土そのものの触感は，乳幼児期の生活や遊びのなかで体験したなじみのある感覚で，この触感覚はひとに安心感をもたらし，ほどよい退行感を誘発します．

④粘土が平たい板状になることもありますが，手指の自然な屈伸だけだと図のような半円の器のような形になります．そのまま乾燥させて素焼きにし，釉をかけて焼いてみましょう．作品を作る作業ではないの

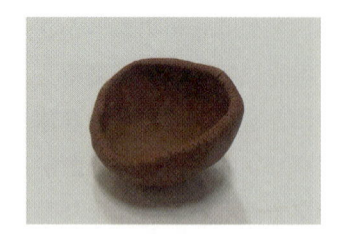

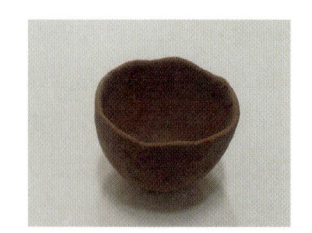

ですが，作業の結果としてできたもの，自分がした行為の結果が，すてきな陶器になります．

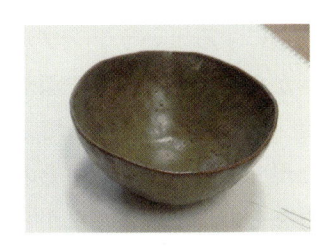

3 ● 背景と効用

　精神系総合病院で初めて作業療法士として働き始めた頃（1980年代初頭）のことです．安静を要する急性期状態を離脱した後の亜急性期と称される状態の人たちは，少し落ち着いて作業ができるようになるまで作業療法の処方はだされませんでした．当時はいずれの病院でも，そうした人たちが，鍵にかけられた病棟で何もすることがないまま，たばこを吸うか，ぼんやり座り込んでいるか，徘徊をしていました．

　何もまとまったことはできないが，何もしないことが，病状を強めたり，遷延化させているように思いました．やっと何かできるようになった人は，集団でおこなう内職のような単純作業をおこなっていました．そうすると，多くの人はその状態に依存するようになります．拘禁症状の一つと思われます．その作業依存が長期入院を維持する結果になっていたのです．

　何もしないでいると落ち着かない，かといって何か目的のある作業はできない，そういう人たちを目にして，何か適切な行為をすることで，精神的に落ち着くことはできないかと思ったものです．そうして，作業をすることで病状の軽減を図るという作業の使い方をいろいろと試みるなかで生まれたものの一つがこのプログラムです．

　この粘土の扱いは，特に深い意味をもたない，新たな学習や巧緻的な

身体のコントロールを必要としない，シンプルな繰り返しからなる作業です．そしてこの作業をする身体の動きとリズムから生まれるシンプルな身体感覚に身を委ねます（適応的な作業依存）．

　ただ粘土を薄く同じ厚さにするというシンプルな繰り返しをともなった作業による身体の動きから生まれる触覚や深部感覚などの感覚刺激は，ほどよい揺らぎを含んだ一定のリズムをもって，脳に届きます．自分の身体の動きから生まれた現実的な感覚刺激，その感覚が脳の神経細胞を発火し，手指に込める力をそのつど調整しながら粘土をつまむ，この繰り返しが確かで安定したネットワークを作り機能し始めます．それにより何もしていなければ幻覚妄想などを作りだす不要な脳活動が抑制されることで，ひとがいる中で，ひとを気にすることなく過ごすことができるようになります．いわゆる適応的な集団内自閉の状態が生まれるのです．

　作業療法の特徴ですが，自分が取り組んで興味がわくと，ひとは主体的な行動をするようになります．「何も作らない」というプログラムからも，土にふれ，それが火を通して焼きものになるという意外性やおもしろさに惹かれて陶芸を始める人もいます．

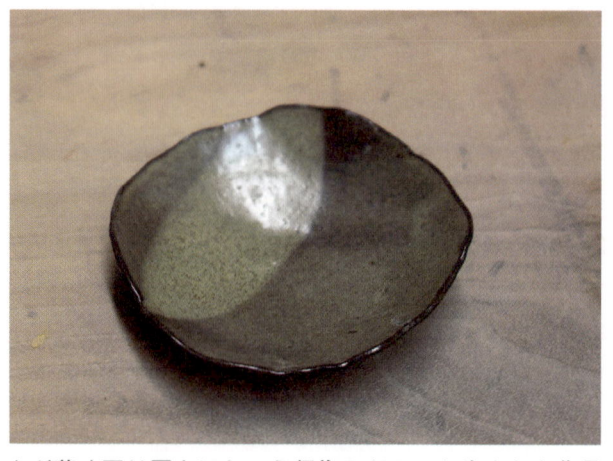

ただ薄く同じ厚さにという行為のなかから生まれた作品

4 ● 構造

一人でおこなうことができる活動ですが，亜急性期状態などで早期の病状安定が必要なときには，ひとがいる中で，周囲のひとやその動きに影響されずに自分に必要なことをしながら安心して過ごすことができる，ということが重要になります．そのため，誰もいない状態でおこなうより，ひとと場を共有するがひとと同じことをしなくてもいいパラレルな場（「3章　おもてなしの場」をみてみましょう）を利用するとよいでしょう．

頻度や1回の作業時間は，対象者の状態に応じて決めます．

5 ● 注意すること

どのような作業であれ，作業すること自体が強い刺激となり落ち着かなくなるような状態は適応ではありません．また，作品を作らなくてよいと言われても，やはりうまく作ることにこだわる人がいます．そうした人には，「何かを作ろうとしないで，ただ薄く同じ厚さになるようにということだけを考えてください」と，あらためて指示をします．

6 ● 応用

本当に何もできないばあいには，他者がしている作業を見て過ごすことで落ち着くことがあります．そんなばあいは，他のひとやスタッフがこうした課題をしているのを，そばで見て過ごすということもよいでしょう．見ているうちに，触ってみようかなという気持ちになったりします．

ここでは，体性感覚を利用するため粘土をもちいていますが，他の作業であっても，作業依存により集団内自閉状態にすることはできます．もちいる作業は，対象の機能や状態に合わせて選べばいいでしょう．

注1：特定の脳機能課題
　　新しい知識や技術，作業遂行時に複雑な判断を要さない，手順が明確で，適度な繰り返しとリズムがある作業課題．

「土」レシピ②：手ざわりいろいろ

1 ● レシピ紹介

　柔らかく，粘性，可塑性があり，手でこねたりのばしたりして，細工することができるという粘土特有の共通な特性以外の，それぞれの材質の違いを利用し，色や手ざわりなどを段階的に変化させて，土にさわることの抵抗を少なくするために生まれたプログラムです．

適　応	汚れが気になる強迫神経症 べたべた感が好きな児童（触覚遊び） べたべた感が苦手な児童（段階的感覚遊び）
効　用	「とらわれ」からの注意の転換 触覚の障害に対する訓練
形　態	個別 パラレルな場 集団遊び（オープン）
時　間	適時，1回1～2時間程度の短時間の関与
期　間	時期や期間は限定しない

2 ● 方法

　粘土の基本特性以外の色や手ざわりなどの違いを利用するものなので，まずいろいろな素材の粘土を用意しておきます．対象者の病理特性や治療的ニーズに応じて，水分，粘性，柔らかさ，べたつき感や色，手ざわり，扱いやすさ，硬化後の加工の可否や加工のしやすさなど，それぞれの粘土の特性により段階づけをしておきます．そうして対象者がさわることができるものから始めて，作るおもしろさを体験してもらいながら，少しずつ粘土をより苦手な特性があるものへと替えていきます．

一般的な粘土の種類を次頁の表にあげておきます．それぞれの粘土の素材の違いによる特性や扱い方や，つくることができる作品などに関しては，市販の書籍が多数出版されていますので，そちらを参考にされるとよいでしょう．

3● 背景と効用

　学術的にも粘土の定義ははっきりしたものはありませんが，多くの人が粘土というと，柔らかく，粘性，可塑性があり，手でこねたり延ばしたりして，細工することができるといったことを思い浮かべると思います．粘土には焼成するものとしないものがありますが，太古より生活に必要な道具や住まいを作る材料として利用されてきました．

　このプログラムは，手が汚れるということが気になり，しめったものや柔らかいものに触ることができなくなった，潔癖症状に悩む女性とのかかわりから生まれたものです．

　潔癖症は強迫性障害の一つですが，作業療法はその病理の原因を追求しないで，症状（気分）はあるがままに受け入れ，生活に必要なことをするという，森田療法的な視点でかかわるのが特徴です．粘度の特性を段階づけするという方法から脱感作法を意識される方もあるかもしれません．ただ，森田療法の臥褥期後の作業欲求の利用や脱感作法的な作業の提示と大きく異なる点は，それらよりさらに生活に即した形で，作業に対する興味関心を利用して，意識を「とらわれ」から作業にむけようと意図するところにあるといえます．

　ひとがもっている，対象や活動に対する興味関心を積極的に活かす，それが作業療法の大きな特徴なのです．したがってこのプログラムの効用としては，「とらわれ」からの注意の転換が精神的な負荷をより少なく実践できることが挙げられます．また，触覚の障害があるばあいの訓練としても利用できます．

粘土の種類（例）

種類	特性
樹脂粘土	木工用ボンドの成分，酢酸ビニルエマルジョンがベース 着色が簡単でそのまま乾燥させるエアドライタイプ 固くなると弾性が残るものがある
紙粘土	細かく裁断した紙に糊などを加えて粘土状にしたもの 軽く造形が容易で乾いて固形化すると絵の具による彩色もできるが衝撃に弱い
石粉粘土	石の粉を接着剤など薬品を混ぜて粘土状にしたもの 手につきにくく，外気にふれた状態で放置すると硬化し切削加工が可能．乾燥後は木のようになり切削性に優れている
小麦粉粘土	小麦粉に横領の塩や油，水を混ぜて粘土状にしたもの 固化するが長期の保存は無理
蝋粘土	蜜蝋で作られた粘土で，暖めると柔らかくなる 色の混ぜ込みが自由で独特の艶がある
ポリマークレイ	樹脂製で常温では硬化しないがオーブンなどで加熱すると，軽くて強く耐水性のある作品ができるヒートドライタイプ 加熱後に彫刻や研磨も可能
銀粘土	銀粉を含んだもので，乾燥したら切削加工ができ焼成すると銀アクセサリーになる
油粘土	土と油脂で作られた粘土で，硬化しにくく繰り返し造形しなおすことができる
陶芸粘土	高温で焼成して陶磁器を作る粘土 いろいろな手触り，色，焼成後の味わいの違いがある

4 ● 構造

　個別でも，パラレルな場でも，集団遊びとしてでも，対象者の病理の程度に応じて利用できます。

5 ● 注意すること

　特に留意しなければならないことはありません。

「土」レシピ③：にぎり仏

1 ● レシピ紹介

　陶芸の粘土を使いますが，誰でもできる子どもの粘土遊びのような，それでいてこころが穏やかになるプログラムです．「手ざわりいろいろ」で紹介した粘土なら，どの粘土でもできますが，やはり陶芸用の粘土で火の力を借りて素焼きするといいですね．

適　応	精神認知系の障害では特に対象は選ばない 身体の障害のばあいは，手の巧緻性や筋力の低下があっても，片麻痺の人でも少し握る力があれば可能 緩和期の人
効　用	興味や関心の回復 作品を通した他者との交わり，コミュニケーションの機会 低下した手指の筋力訓練や回復程度の判定 簡単な活動で自分の気持ちに向き合い，語る
形　態	個別 パラレルな場 集団遊び（オープン）
時　間	適時，1回造形は数分，乾燥と焼きの工程が必要
期　間	時期や期間は限定しない

2 ● 方法

　材料と道具ですが，素焼きの味を生かすことを考えれば，陶芸用の粘土と竹串（もしくは爪楊枝）があればできます．

①手で一握りできるくらいの粘土を円筒状にします．麻痺等で筋力が低下しているばあいは，粘土を円筒状にしたものを手渡してもいいで

しょう.

②粘土の片方が粘土を握った親指と人さし指から2～3cm頭が出るようにして，ギューッと握ります．この出た部分がにぎり仏の顔になります．そのまま握ってもいいのですが，写真のように棒に刺して握ると握りやすくなり，棒を抜いたあとにできる空洞が乾燥や素焼きのときの割れを少なくもします．

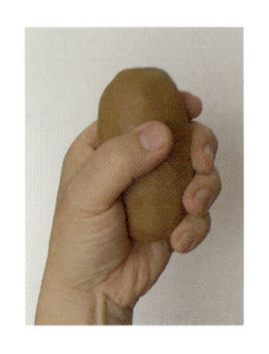

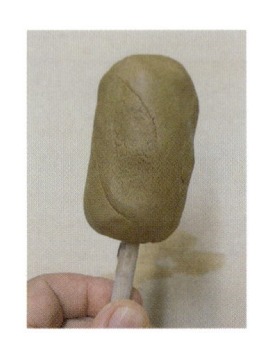

③握った粘土の底の部分をトントンとたたいて据わりをよくします．そして，その粘土をゆっくりと回しながら正面を決めます．正面が決まったら，頭の部分をつまんだり指を押しつけて耳や鼻をつくり，目や口を竹串で描いてみましょう．

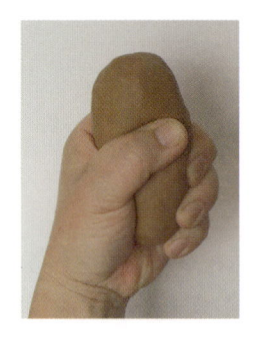

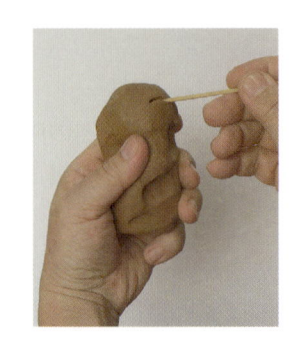

泣いた顔，大笑い，いろいろな表情の「にぎり仏」ができます．

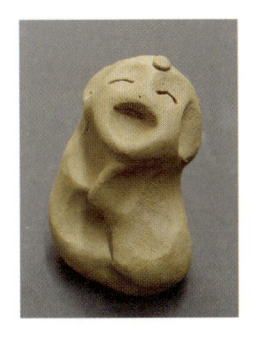

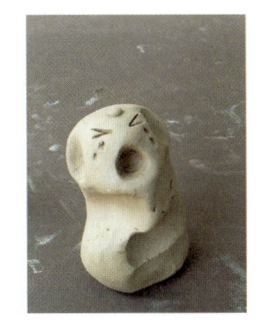

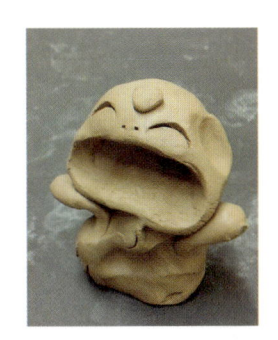

④整形はこれでできあがりですが，素焼きにするために1週間くらい乾燥させます．乾燥したら陶芸の窯で，7〜8時間くらいかけてゆっくり750〜800度くらいまで温度を上げて焼きます．

⑤焼き上がったら，それぞれの仏を並べてみましょう．
　簡単にできて，それぞれに表情があっておもしろいですよ．こうした，シンプルなものほど会話が進みます．
「これ，あなたに似てるわ」
「そーお，似てるかなぁ」
「どれも作った人に似てる感じがするわ」
「並べたら，土のお地蔵さんが話をしているみたいやね」
「おもしろいね」
「あなたも作ってみたら」
　いつの間にか，周りで見ていた人もすすめられるまま粘土を手に取ったり，自分から「私にも粘土ください」という人もいます．むずかしいことは何もなく，うまく握れなかったら何度でもやり直しができるのがいいのでしょう．

3 ● 背景と効用

　1980年代初頭に精神系総合病院で働き始めたとき，陶芸も人気のある作業種目の一つでしたが，湯飲みや茶碗などの器はむずかしいからと敬遠する人たちが，粘土細工のようにいろいろなものをつくって遊んでいました．それらも，そのまま素焼きにしたり，釉薬をかけて本焼きまでしてみたりしました．

　そんななかで右片麻痺で手指の分離運動ができず，把持力も低下している人の訓練に，セラピー粘土より何か目的があって形が残るものをと陶芸を取り入れました．粘土の塊を握り，その指の跡でどの指の力が強いかとか，定期的に握った粘土を残しておくことで，手指の機能の回復程度をチェックしました．あるとき，1人の片麻痺の患者さんが握った粘土を見ていて，人形のように見えたので，おもしろ半分に目鼻を描いてみました．そうすると，握った粘土の塊がおもしろい表情をした土人形になったのです．それから，巧緻的な作業が苦手な人や上肢の機能が低下した人，老人病棟の楽しみの少なくなった高齢患者さんたちと，粘土の塊を握っては目鼻をつけ素焼きにし，並べて楽しむようになりました．

　しばらくはこのプログラムに名前はなかったのですが，あるとき，何か簡単な陶芸に関するテレビ番組のテキストだったか，記憶が定かではありませんが，同じように握った粘土に目鼻を描いて「にぎり仏」という名前をつけているのを目にしたのです．誰でも同じような体験があるものだと思い，その名称をいただいて，「にぎり仏」と呼ぶようにしました．さらに驚いたことに，この「作業療法覚書」をまとめているとき，瀬戸内の寺の町，尾道にある持光寺というお寺のお住職が，参拝者がつくった「にぎり仏」を素焼きにして送っているという話を聞きました．粘土遊びから始まったものが，何か意味づけられたような，共時的な不思議な感じがしました．

　長い療養生活のなかで，生活行為に興味や関心を失った人，何か特に

したいという思いもない人が，自分が握った粘土に目鼻をつけると，無表情だったその人の顔がほころび，表情があらわれるのです．それは目鼻をつけたことにより生まれた意味合いの影響といえます．

それぞれの作品を通して始まる他者との交わり，コミュニケーションが生まれます．低下した手指の筋力の回復の訓練やその成果の判定としてももちいることができます．

4 ● 構造

個別でも，パラレルな場でも，集団遊びとしてでも，対象者の病理の程度に応じて利用できます．

5 ● 注意すること

特に留意しなければならないことはありません．

「土」レシピ④：しぼり命

1 ● レシピ紹介

「にぎり仏」と同じ程度か，それよりも簡単かもしれません．陶芸の粘土を使って，誰でもできる少し意外な粘土の楽しみ方プログラムです．これも「「土」レシピ②：手ざわりいろいろ」で紹介した粘土なら，どの粘土でもできますが，やはり陶芸用の粘土で火の力を借りて素焼きするほうがいいですね．

適　応	精神認知系の障害では特に対象は選ばない 身体の障害のばあいは，手の巧緻性や筋力の低下があっても，片麻痺の人でも少し握る力があれば可能 緩和期にある人
効　用	興味や関心の回復 作品を通した他者との交わり，コミュニケーションの機会 低下した手指の筋力訓練や回復程度の判定 簡単な活動で自分の気持ちに向き合い，語る
形　態	個別 パラレルな場 集団遊び（オープン）
時　間	適時，1回造形は数分，乾燥と焼きの工程が必要
期　間	時期や期間は限定しない

2 ● 方法

　材料と道具ですが，土は素焼きの味を生かすため，陶芸の粘土にしましょう．そして竹串（もしくは爪楊枝），そしてタオルがあればできます．なくても大丈夫ですが線描べらなど成形用具があると便利です．

4章 素材四 土

① 「にぎり仏」の粘土の半分くらいの量の粘土を丸めます．一緒に作るときはセラピストが自分の手で丸めた粘土を手渡すのもいいでしょう．自分で粘土の玉を作るか，セラピストが丸めたものを手渡すかでは，少し意味合いが違います．どちらにするかは，治療援助関係の作り方や関係のありようによって決めればいいでしょう．筆者は，作業療法として初めて出会う方のばあいは，その人の目の前で粘土を適量取って両手でくるむようにして丸めます．二つ丸めて，「粘土は，ゆっくり少しずつ粘土に合わせて形を変えていけば，どんな形にもなります．おもしろいですよ」などと言いながら，作った二つのうちの一つを手渡すようにしています．

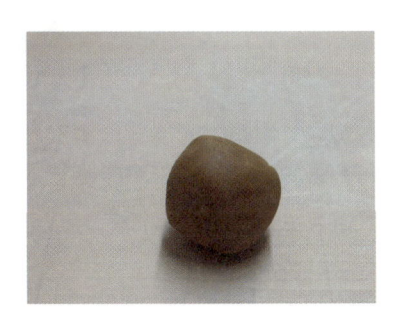

② 丸めた粘土をタオルにくるみます．そして茶巾絞りのように，ギュッと絞ります．

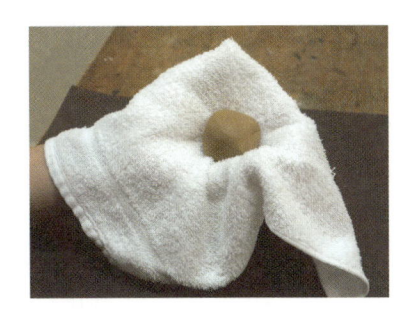

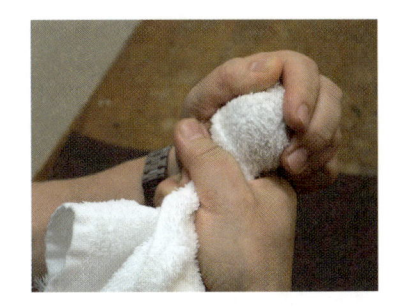

③絞ったら,「にぎり仏」のときと同じように,粘土の正面を決めます.正面が決まったら,指を押しつけて耳や鼻を作ったり,別の粘土で作った目鼻をつけるなどして,目や口を竹串や線描べらなどで描きます.茶巾絞りの頭のほうを底面にするとフクロウもできます.いろいろ作ってみるとおもしろいですよ.

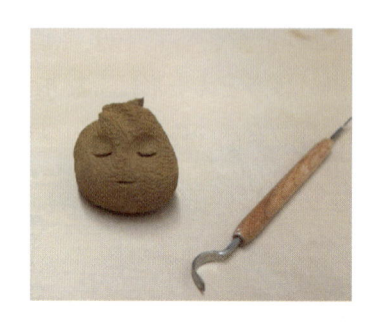

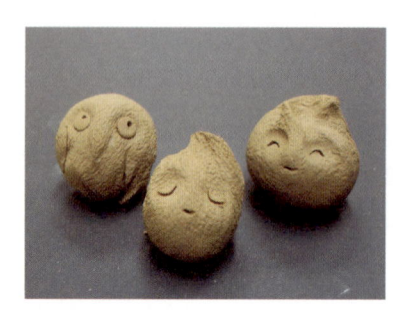

④整形はこれでできあがりですが,素焼きにするために「にぎり仏」と同じように1週間くらい乾燥させます.乾燥したら陶芸の窯で,7～8時間くらいかけてゆっくり750～800度くらいまで温度を上げて焼きます.焼き上がったら,並べてみましょう.

3 ● 背景と効用

これも,「にぎり仏」が生まれたときと同じ時期に,粘土で遊びながら,あまり技術を必要としないで楽しむことができるものをといろいろ工夫していて,子どもたちのおやつにお芋を茶巾絞りにしたときにひらめいたものです.「にぎり仏」と同じように,巧緻的な作業が苦手な人や上肢の機能が低下した人,老人病棟の楽しみの少なくなった高齢患者さんたちと,粘土の塊を握っては目鼻をつけ素焼きにし,並べて楽しむようになりました.

このプログラムにも名前はなかったので,タオルで絞っただけの粘土の塊に目鼻が描かれると,そこに命が生まれることから,「しぼり命」

と呼ぶようになりました．

　こうしたあまり技術を要さない，手指を使う作業は雑談をしながらできることが特徴です．特に粘土をもちいるばあいは，その触感がもたらすほどよい退行感と，簡単だが粘土の形を整えるために必要な手指の深部感覚への注意が，何もしないでいるときに起きる緊張を和らげ，自然な会話が生まれやすくなります．また，いろいろな原因で生活行為というか日々の生活に興味関心が失せている人には，あまり技術は要さないが，作品の意外性や簡単な割には，できたものが自己愛を満たしたり，稚拙にならないものが気持ちを引き立てます．簡単だが，稚拙でない，それは陶芸という土と火の力といえます．もちろん低下した手指の筋力の訓練や回復程度の判定としてもちいることもできます．

4 ● 構造

　個別でも，パラレルな場でも，集団遊びとしてでも，対象者の病理の程度に応じて利用できます．

5 ● 注意すること

　特に留意しなければならないことはありません．

6 ● 応用

　そのままペーパーウエイトとして使ったり，切り込みを入れてハガキやカード立てにすることもできます．釉薬をつけて本焼きすると，味わいが変わるだけでなく，実用的にも壊れにくくなります．

「土」レシピ⑤：「土」いろいろ

1 ● レシピ紹介

「土」に関する作業療法のプログラムは，粘土をもちいるものが多いのですが，陶芸を使いこなせない作業療法士が多いようです．陶芸は設備が必要なことや粘土のメンテナンスに手がかかり，作業の種目として十分体験していなかったり，器ものから始めて技術的にむずかしいという思い込みがあるなど，いろいろな原因があるものと思われます．

本書では作業療法における素材の選び方やその特性の生かし方を紹介していますが，ここでは陶芸の高い技術を必要とせず，興味関心を引き出したり，コミュニケーションの機会になるような陶土を使った作品をいくつか紹介しましょう．

2 ● 各種技法の概略

このアラカルトでは，「ふれる」「こねる」という陶土の特性，そして「焼く（火）」という陶芸の特性を生かし，自分の技術を超えたものができる意外性が興味や関心を引き出したり，他者との交流の広がりを担ったり，生活に潤いをもたらす趣味になったりするような，粘土をもちいる作業を紹介しましょう．

❶ひも作りペーパーウエイト

粘土のひもを作って，少し細工するだけでネコのペーパーウエイトになる方法です．簡単で実用性があって思わず使いたくなり，人にもプレゼントできるようなものができます．

①まず作業台の上で両手で粘土を転がして，親指くらいの太さで，20cmくらいの長さの粘土のひもを作ります（図1）．そうしてその粘

4章 素材四 土

土を図2のようにへの字に曲げて切り弓で斜めに切り取ります．

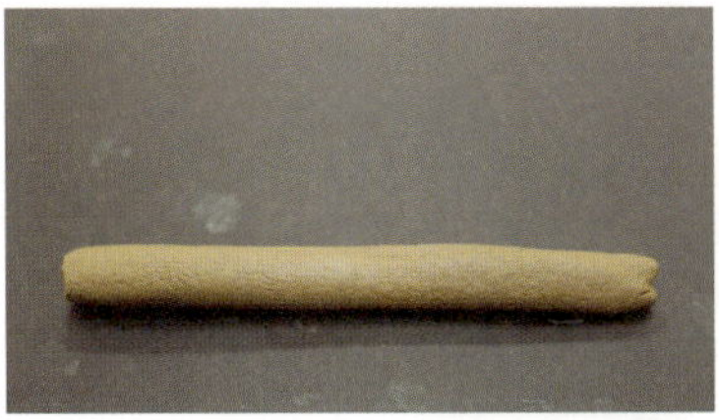

図1

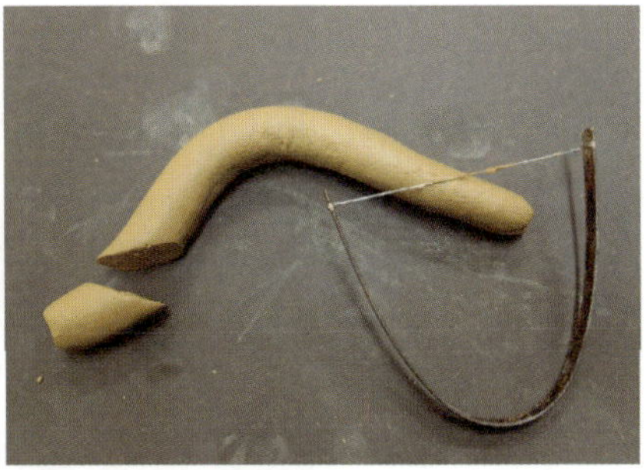

図2

②次に，斜めにカットしたネコの足になる部分に，切り弓で2〜3cmの切り込みを入れます．前後とも切り込みを入れたら，その一方に線描べらで顔を描きます（図3）．斜めにカットした部分が底面になるようにしてペーパーウエイトとして安定するようにかたちを整えて整形のできあがりです．

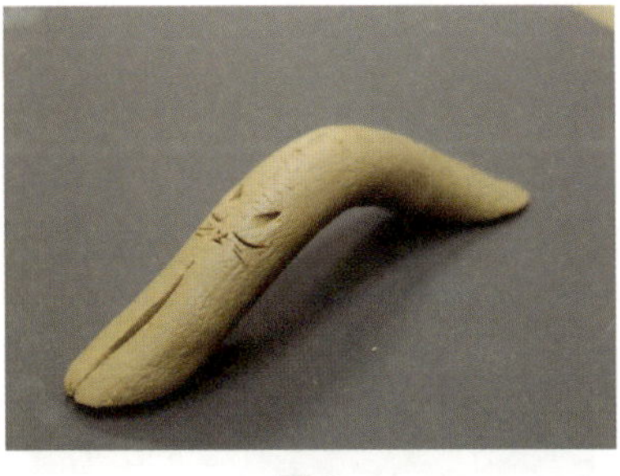

図3

③整形が終わったら，素焼きにするために1週間くらい乾燥させます．乾燥したら陶芸の窯で，7〜8時間くらいかけてゆっくり750〜800度くらいまで温度を上げて焼きます．焼き上がったら並べてみましょう．

それぞれに表情があっていいです．

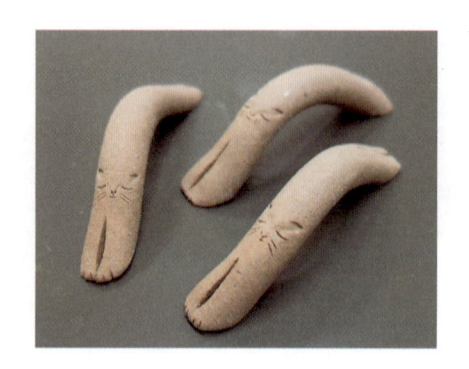

⓫ 粘土で描こう

粘土を画材にして陶板（粘土で作った板）の上に絵を描いて焼きものにするというものです．レリーフをタイルにしたようなものといえばいいでしょうか，紙やキャンバスに描かれた絵とは違う味わいのあるものができます．少し陶芸や絵画に興味がある人向きの作品作りです．

①陶板作り

まず基盤となる陶板を作ります．たたら作りやめん棒でのばして5〜8mmくらいの板を作り，はじめはA6かB5サイズに四角く切り出し，歪みを取り，半乾きにするためにタッパーに入れて，1週間くらい寝かせます．

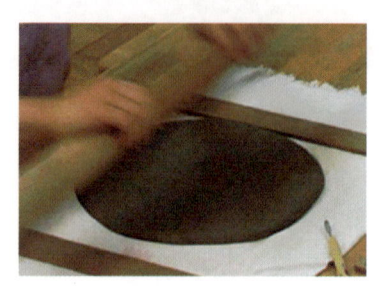

②粘土で絵を描く

　持っても曲がらない程度に生乾きになった陶板に，陶芸の着色用の絵の具を練り込んだ粘土や色の違う粘土を薄く貼り付けるようにして絵を描きます．歪みがおきないようゆっくり乾燥させて素焼きをします．素焼きができたら，いろいろな釉薬を吹き付けたり，筆で塗ったりして着色して本焼きをします．

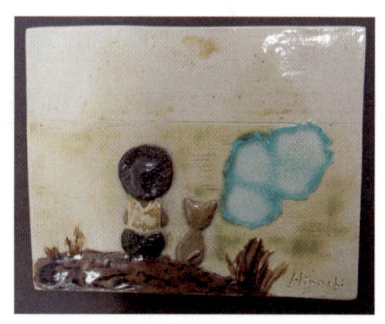

レリーフタイルのような作品（作品例）

⑪ タオルが粘土をカバにした

　たたら作りの粘土の板ではいろいろ遊べます．陶芸というより工作のような手軽さでできるのが特徴です．

①少し柔らかい粘土の板をつくる

　通常の陶芸をおこなうときより少し水を多くして柔らかめに練り上げた粘土をたたら作りで3～5mmくらいの厚さにします．その粘土の板をタオルで挟んで軽くめん棒でのばすようにして，タオルの布目をつけます．それが基本の材料になります．

②工作

　あとはその粘土の板を切り貼りして組み合わせることで，工夫してい

ろいろなものをつくってみましょう．ここではカバを作ってみました．胴体が一枚，顔の部分が一枚，切り抜いて曲げて，貼り併せたらできあがりです．あとは乾燥させて素焼きをするだけです．

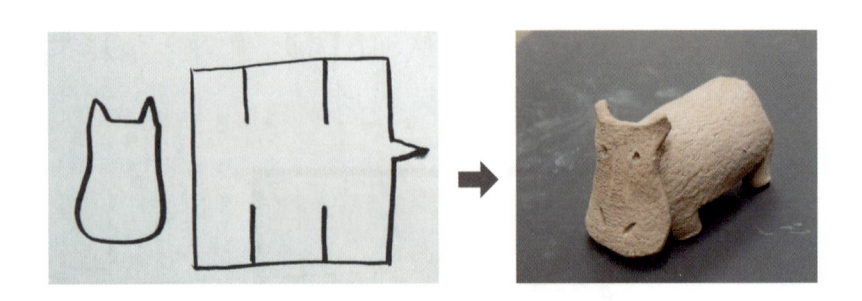

ⅳ あーそぼっ

含有成分の違いで焼き上がりの色や質感が異なる粘土を使って，紙粘土細工の要領で自由に粘土細工をしてみましょう．

最初の土練りと素焼き前の乾燥が十分であれば，まず割れることはありません．ただ粘土の厚みがあると，乾燥の問題や焼成時に膨張した空気の逃げ場がなくて，素焼き時に破裂することがあります．それを防ぐには作品の中は空洞のほうがいいので，余分な粘土はくりぬいて取っておくといいでしょう．

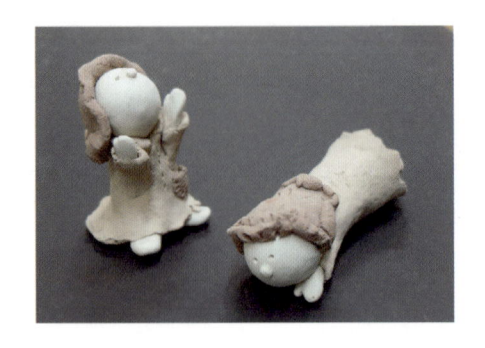

「土」の一言

・太陽の放射エネルギーを循環させる

・植物を育てひとの生活を支える基盤

・生活に必要な道具や住まいを作る材料

・粘土をこねるのばす能動的触覚は安心感とほどよい退行感を誘発

「音」の特性

音とリズムと響き
重なり合って
高ぶる気持ちを静め
鬱ぐ気持ちを包み
悲しみを
喜びを
ことばにならない気持ちを
表し伝える
人類創生の時より
ひとの命のいとなみは
自然との戦い
自然との共生

ひとは
人知の及ばぬ自然の摂理に
歌い　舞い
神仏と交わり
恵みを祈り
恵みに感謝してきた

ひとは
ときに静かに　ときに激しく
からだをゆすり

声（音）に乗せ
音とリズムに身をゆだね
荒ぶる気持ちを静め
ふさぐ気持ちを慰め
生きる労苦と悲しみを超えてきた

音とリズム
それは原初の音楽の力

(『作業療法の詩』青海社より)

1 ● ひとと音

　音は，物体の振動が空気などの振動（縦波）として，通常，聴覚によって感知されるもので，低い周波数の大きな音（振動が大きい）は身体の触覚により振動として知覚されます．ひとが音として聞くことができるものは20Hzから2万Hz程度で，20Hz以下の超低周波音とよばれる音は，人間には聞こえませんが，ひとの健康に影響を与え環境問題の一つにもなっています．

　このように音は生理的，心理的に影響をあたえます．その影響は快か不快かに分けられ，音により，ひとは自分が置かれている状況が安心安全な状態か，不快で対処行動をする必要があるかを判断します．その多くは，素材四の「土」で述べた，ふれることで対象が自分にとって受け入れていいものかどうかを判断したのと同様に，ひとが生きるために必要な生得的なものといえます．

　また，自分が発する声を含む音は，自分の情動を表出し，伝える働き

をします．こうした音の表現機能をより高めたものが音楽として形になったものと思われます．そうした意味において，ひとにとって「音」，音や音楽は，安全により豊かに生きるための環境であり，情報といえます．

音の発生は，物体の振動以外にも空気が物体にあたって空気の流れに乱れが生じることで，空気に振動が起きて生まれるものもあります．フルートやリコーダーなどの音はこの原理によるものです．

音の高低は振動数に関係し，振動数の小さい音は低い音になります．音波（音の波形）は，発生源によりますが，一つの振動数で構成されているものを純音といい，通常の音はその整数倍の音が組み合わさっています．音圧や振動数が同じでも楽器によって音色が違うのは，音圧波形の違いによるものです．

2 ● ひとと音楽

ひとは，意思伝達の手段としてことばをもたなかった時代から，唸り，泣き，叫び，笑うといった声音により喜怒哀楽の情動を表していました．

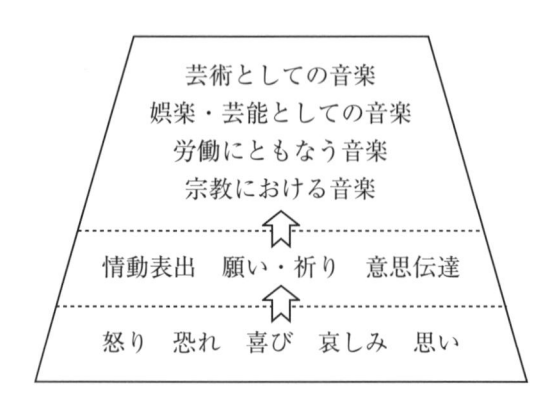

```
         芸術としての音楽
        娯楽・芸能としての音楽
         労働にともなう音楽
          宗教における音楽
    ─────────⇧─────────
     情動表出  願い・祈り  意思伝達
    ─────────⇧─────────
     怒り  恐れ  喜び  哀しみ  思い
```

この情動を表出する声音が，発声機能や言語の発達にともない音階へと変化し，音楽が生まれたのでしょう．そして生きるために必要な食料

を確保し,災害や病魔など人知を超える力に対し,共に祭祀を行い,神仏に祈ったのです.命や種の存続のために協力して闘い,危機を乗り越え,生産し収穫するために共に鼓舞するときのリズムや歌,踊りが,やがて民族音楽や民俗音楽に進化し,より人間的な情緒の世界を表現する芸術としての音楽を生みだしたものと推測されます.

音楽はその時代や文化風土など社会的な意味合いとある個人の生活史における出来事と関連の深い個人的な意味合いとが重なって人に影響を与えます.

3 ● 音楽の表現様式

心身機能の発達と舞踏,造形・描画,音楽,文学(言語)の表現様式の違いを示すと下図のようになります.意思の伝達は,図の左から右,無意識的といえるものから意識的なものへと発達します.身体による表現に始まり,ジェスチャーなど手による表現,次第に視覚的表現から言語表現へと,心身機能の発達につれて表現様式は知性化され複雑になります.そして知性化が進むにつれ,表現機能は高まりますが,反面,言語性が高いほど知的防衛も大きく働くようになります.

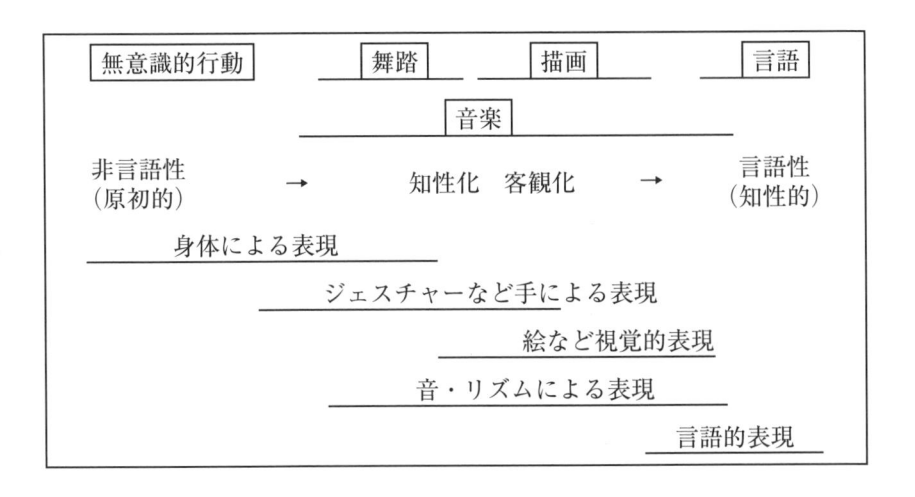

```
┌─────────────────────────────────────────────────────┐
│ 無意識的行動      舞踏      描画            言語      │
│                        音楽                         │
│                                                     │
│ 非言語性    →   知性化 客観化    →    言語性        │
│ (原初的)                              (知性的)      │
│      身体による表現                                  │
│           ジェスチャーなど手による表現                │
│                       絵など視覚的表現               │
│              音・リズムによる表現                    │
│                              言語的表現              │
└─────────────────────────────────────────────────────┘
```

183

4 ● 作業療法と音楽

　音楽は，生活環境の改善，趣味やレクリエーションなど日常的利用に始まり，リラクセーション，イメージの誘導，精神療法の補助，リハビリテーションの手段などとして利用がなされています．

　作業療法においては，身体療法における神経生理学的な利用に始まり，精神療法の補助としての音楽によるイメージやリラクセーションの利用，精神科リハビリテーションにおけるリラクセーションや回想，レクリエーションの手段として，その他にも活動療法や表現療法の手段として，音やリズム，音楽に関する諸活動を利用します．

　音・音楽をもちいる療法としての特性として，演奏された音楽を「聴く」という受動的な活動から，自分で「歌う」「奏でる」「創る」「(踊る)」といった能動的な創作・表現活動まであります．そして，その活動をどこで誰とおこなうのか，おこなわれる場，音楽がつくる場，音楽による時空といった環境が療法としての構成要素といえます．

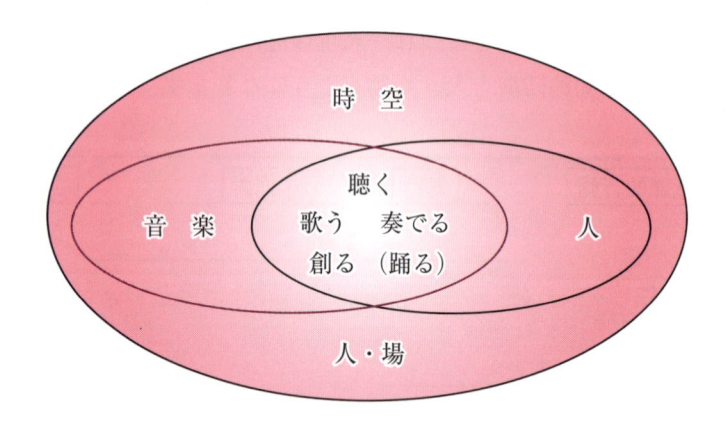

　こうした音楽の利用は，音楽療法における利用と大きく異なるものではありませんが，システムプログラムという視点から，対象者の病状や回復状態，ニーズに応じて他の作業とともに使い分けることが音楽療法

における利用とは異なる作業療法の特徴といえます．

　たとえば，リズムをもちいた歩行訓練や発話・言語訓練のように，他の作業より音楽のほうがより効果的な場合には音楽をもちい，基本動作の訓練などにおける楽器演奏の利用のように音楽活動も利用できるという場合には，対象者に応じて音楽活動を含めより適切な作業をもちいます．このように作業療法では，音楽を作業種目の一つとしてその特性を活かしながら，環境の改善，感覚運動機能の改善，精神認知機能の改善，コミュニケーション機能の改善や対人機能，課題遂行機能の改善など心理社会的機能の改善に利用します．

参考資料

・山根　寛・編『ひとと音・音楽―療法として音楽を使う』青海社，2007

「音」レシピ①：聴き耳頭巾

1 ● レシピ紹介

　人は視覚優位に周辺環境を判断していますが，他の感覚の意識的なトレーニングとして視覚に頼らず聴覚で環境を把握するプログラムです．

適　応	対象や障害を選ばず，亜急性期状態から可能
効　用	聴覚の訓練 注意集中力の訓練 気分転換，気持ちの整え
形　態	1人でも何人でも可
時　間	1回1～2時間程度
期　間	頻度や期間は限定なし

2 ● 方法

　どこでもできますが，人工的な音が多いところより，自然音が多いところのほうが適しています．目をつむったりするので，自動車や歩行者が多いところなどは避け，公園，河川敷，河岸，里山，運動場といったところがいいでしょう．

　ベンチに腰掛けてもいいし，立ったままでもできます．最初は目を開けたまま，聞こえる音の種類や方向などに意識をむけます．そうして目を閉じて，太陽の方向，風があるかどうか，あれば方向や強さ，温度などを身体全体で確かめるようにします．身体が感じる周りの環境を確認できたら，どんな音がどちらの方向から聞こえるか身体全体を耳にして音を探します．

　身の回りの音を探し終えたら，目を開けて見つけた音を記録したり，何人かでおこなうばあいは，それぞれがどんな音をどちらの方向で見つ

けたかを紹介し，自分が見つけた音と照らし合わせてみましょう．

3 ● 適応と効用
対象や障害を特に選びません．

4 ● 構造
1人でも何人でも可能ですが，5～10名くらいの小グループのほうが相互の交流が自然にもたれるためいいでしょう．

5 ● 注意すること
対象や障害を選ぶことなくおこなうことができますが，平衡機能が低下している人は，立ったまま目を閉じるとバランスが崩れ転倒することがあるので，そのような人はベンチに腰掛けておこなうようにします．また，目を閉じると不安になる人がいますが，そのようなばあいには，ペアになって軽く手をつなぐといいでしょう．

6 ● 応用
方法の準備段階で述べた，太陽の方向，風があればどこからどのくらいの風が吹いているか，頭部と足下で風の向きや強さが同じかどうかなど，方向や強さ，温度なども身体全体で確かめるなど，視覚・聴覚以外の感覚に注意をむけてみるのもよいでしょう．目を閉じてゆっくり歩いてみると，素材一の「「身」レシピ③：カラコロ倶楽部その三」の「2・方法　⓫一人静か」と同じで，足底感覚に注意をむけて地面の状態を把握することができます．聴覚，深部覚，温覚，触覚など，いろいろな感覚に注意をむけるようにするとよいでしょう．

「音」レシピ②：想い出の扉

1 ● レシピ紹介

回想法やライフレビューには回想を促すさまざまなテーマや材料・道具がもちいられますが，これは音楽を回想の刺激にもちいる回想プログラムの一つです．

適 応	長期記憶が明確（部分的な短期記憶の障害可）で，言語機能には障害がみられない人，主には高齢者
効 用	情動機能の回復，カタルシス 意欲の向上 交流の促進，他者への関心の増大 認知症の周辺症状の軽減 過去の経験の再統合（アイデンティティーの形成） 自尊感情を高める
形 態	個人もしくはグループ　場合によっては家族
時 間	週1回，2時間程度
期 間	3〜8回（1か月ないし2か月）を1クールにする

2 ● 方法

音楽を回想にもちいるばあい，リーダーもしくはコリーダーが演奏する方法とCDなどの音楽媒体を使う方法があります．演奏をもちいるばあいは，対象者にあわせて臨機応変に選曲したり一緒に歌ったりといった自由なかかわりが可能です．一方CDなどの音楽媒体をもちいるばあいは，その音楽が流行った当時の情景なども含めて多くのことを想起させるという効果があります．

・準備

回想をもちいるばあい，セラピストは語られる時代背景に対する知識

がある程度必要です．そのため巻末の付表1「回想法　個人生活史チャート」のようなものを作成しておきます．これは，各時代の主な出来事をあらかじめメモしたもので，対象者の個人史（学歴，職歴，結婚など）の主なトピックスを記入しておき，セッションで主として語られた内容とそれがいつの頃かを記入します．

・形式とテーマ

回想法は家族を対象におこなう場合もありますが，音楽をもちいるばあいは，個人か小グループを対象におこないます．テーマも時系列と非時系列があり，事前に決めておくほうがいいでしょう．音楽による回想法のテーマの例を挙げると，次のようなものがあります．

時系列	非時系列
・幼稚園や保育園の頃の歌 ・小（中）学校で習った音楽 ・子ども時代に流行った音楽 ・小学生（中学生，高校生）時代に流行った音楽 ・○○の頃に流行った音楽 など	・春（夏，秋，冬）の音楽 ・○○時代の音楽 ・小学唱歌 ・子守歌 ・○○の歌 など

・参加者選択

実施する形式とテーマに沿って参加者を選択します．原則として参加は本人の希望ですが，軽度の認知症の方など誘いかけが必要な方もあります．

回想ではさまざまなことが思いだされるため，事前に面接して個々の生活史やニーズを把握（たとえば，巻末の付表2「音楽回想個人資料」を参照）しておきます．誘うばあいには，予期不安が起きないように説明への配慮が必要です．

・**開始時の説明**
　最初のセッションで，回想法の目的や約束事などを説明します．
・**セッション**
　その日のテーマを紹介し，テーマに沿った音楽の演奏にあわせて歌ったりCDなどをもちいて鑑賞し，それぞれに思いだしたことで話を広げます．参加者がそれぞれに語られることがよい体験になるようファシリテートします．
　ある時代を生きた者の体験が他の人に影響を与え，その回想が共有される，そのすべてを抱える雰囲気と時間が何より大切です．
・**終了**
　セッションの終わりにあたっては，クールダウンの意味もありお茶の時間にして普通の雑談に戻し，次の予定を伝え，みんなで後片づけなどをするといいでしょう．

3 ● 適応と効用

　長期記憶が明確（部分的な短期記憶の障害可）で，言語機能には障害がみられない，主には高齢者が対象になります．

　回想は，参加者にとっては，心身の機能や多くのことが喪失される不安定な心情に対し，情動機能の安定や回復，興味や関心，意欲の向上，回想にともなう他者との交流の促進，他者への関心，そうしたことが認知症の周辺症状を軽減することにもつながります．そして回想の内容によっては，過去の経験の再統合（アイデンティティーの形成），カタルシス，自尊感情を高める体験にもなります．

　また，ともに参加するスタッフにとっては，回想のプログラムは参加者に対する理解が深まり，対応によい変化がみられるようになるという効果もあります．

4 ● 構造
目的に応じて個人か小グループ

5 ● 注意すること
　回想はさまざまなことが思いだされるため，よい体験だけでなく辛かったことや悔しかったことなどネガティブなことも思いだすことがあります．見当識の障害や記憶の障害がある人にとっては，思いだせないことが，より不安を募ったり自己卑下感を強めることもあります．

　また，特定の個人の課題を解決するライフレビューとしておこなうばあいは，個人史が取り上げられることになるので，個別におこなったほうがよいでしょう．

　通常の歌唱や鑑賞のプログラムなどでも，音楽に関する思い出を聞くことがありますが，回想プログラムとして準備していない場合には，適度な思い出話にとどめることが必要です．

6 ● 応用
　音楽をもちいた回想であっても，回想される内容によっては，音楽だけでなくその音楽に関連する小物類を用意しておくと，通常の回想法と同じような広がりも生まれます．

「音」レシピ③：伝想太鼓

1 ● レシピ紹介

　一つの太鼓を二人の打ち手（上拍子と下拍子）が両面から同時に打って，お互いに想いを伝えるというものです．特別な練習も必要なく，誰にでもできる太鼓を使ったコミュニケーションプログラムです．

適　応	2本のバチをもって太鼓をたたくことができれば誰でも可能
効　用	気分転換，ストレス解消 情動機能の回復，カタルシス 気持ちの整え 心身機能の活性化
形　態	2名〜
時　間	限定しないが，セッションとしておこなうばあいは1〜2時間程度
期　間	頻度や期間は限定なし

2 ● 方法

　長胴の和太鼓をX型の台（脚）に乗せて，太鼓を挟んで二人が上拍子と下拍子に分かれ，下拍子の一定のリズムに合わせ，上拍子が自由奔放にたたく両面打ちの演奏です．二つのたたき方があります．

　一つは，二人が同時に思い思いにたたきながら，少しずつ，自分の想いを伝えるように調子を合わせていく方法です．

　もう一つは，下拍子といって一人が即興で自分のそのときの気持ちにあわせてたたき始めます．そうして，もう一人（上拍子）がその下拍子の太鼓の音を聞きながら，それに合わせてたたいていくというものです．たたきながら，お互いの気持ちが合うようにとか，上拍子が自分の想い

を伝えるようにします．

　いずれのばあいも，お互いの調子が合ったときに終わり，どのような想いを伝えようとしたのか，うまく伝わったか，どのような想いが伝わったかなど，お互いが感じたことを話してみるといいでしょう．また，二人の太鼓を聞いていた人から感想を聞くのもいいでしょう．

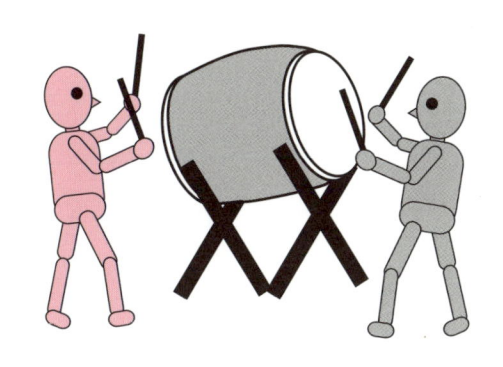

3 ● 背景と効用

　これは，八丈太鼓に触発されてできたプログラムです．八丈太鼓にはさまざまないわれがありますが，私が八丈島の作業所を訪れたとき，スタッフや利用者の皆さんが，お互いの想いを伝え合う太鼓として紹介され，心ひかれ，プログラムとして応用するようになりました．

　体験するとわかりますが，想像以上に気持ちが太鼓を通して伝わるということが実感できます．自分の気持ちをことばにするのが苦手な人，いろいろな想いが溜まっている人，それぞれの喜怒哀楽を2本のバチに委ねて身体を使って表現することが，気分転換やストレス解消になり，情動機能の回復，気持ちの整え，そして心身機能の活性化になります．

4 ● 構造

　2人から始めることができますが，7，8～10数名いるほうが楽しいでしょう．

5 ● 注意すること

特にありません.

6 ● 応用

気分転換やストレス解消を主な目的としておこなうばあいは,下拍子をスタッフが打ちながら,上拍子を参加者が次々交代して打ち,個々に応じてスタッフが気持ちの表出を引き出すように,下拍子が少しリードする方法もあります.

「音」レシピ④：音の羽根つき

1 ● レシピ紹介

　トーンチャイムを使った音を，羽根つきの羽根に見立てたコミュニケーションプログラムです．

適　応	対象や障害は特に選ばず，だれでも可能
効　用	非言語コミュニケーションによる交流の促進 聴覚イメージによる空間知覚，空間認知訓練 軽度の片麻痺などの上肢の粗大運動 姿勢により立位や坐位のバランス訓練
形　態	2名～10名程度
時　間	限定しないが，セッションとしておこなうばあいは1～2時間程度
期　間	頻度や期間は限定なし

2 ● 方法

　トーンチャイムを用意し，自分が好きな音高のものを1人一つずつ取ってもらいます．初めてのばあいは最初にモデルを示すといいでしょう．

　1人がトーンチャイムを羽子板に見立てて，羽根を相手に打つようにして振ります．音の羽が飛んできたのを受けてもう1人が，トーンチャイムで打ち返すというものです．トーンチャイムの振り方や方向で，目には見えませんが，まるで音の羽が飛んでいくように速さや方向がわかります．そうして速さを変えたりお互いの距離を変えながら，音の羽根つきを楽しみましょう．

　このようにして参加者がそれぞれ2人一組になって，音の羽根つきを

します．慣れてきたら，次はみんなで輪になって，バレーボールの円陣トスのように，一つの音の羽をみんなで打ち合います．このときに誰に音の羽を打つかは，最初は打つ人が「○○さん」と声をかけて，その人に打つようにするといいでしょう．慣れてくればトーンチャイムの振り方と方向，アイコンタクトで，誰に向けられたのかがわかるようになります．

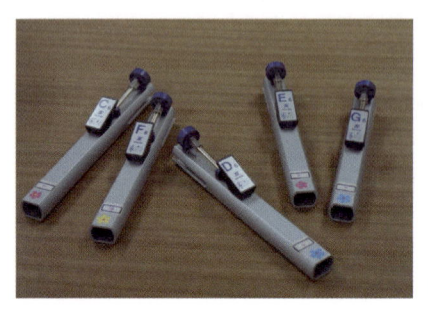

トーンチャイム

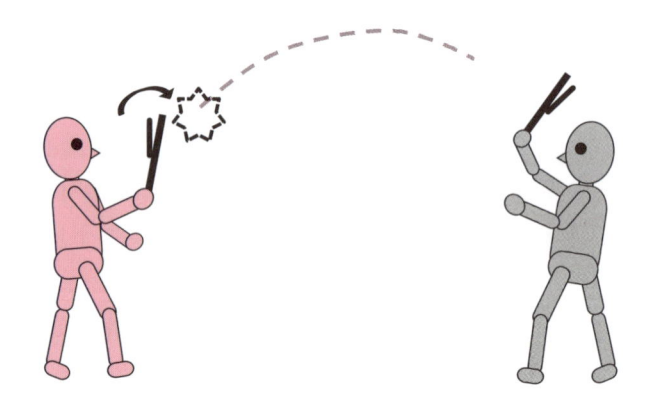

3 ● 適応と効用

　立位でも車いすでも，片麻痺の健側でも，軽度であれば麻痺手の訓練として患側でもできます．障害や年齢も問わず，誰でも楽しむことができます．

ことばを使わずに非言語コミュニケーションによる交流の場を作ることができ，トーンチャイムのポーンという音を羽根つきの羽根に見立てることで，聴覚イメージによる空間知覚や空間認知の訓練としてももちいることができます．

　これも体験するとわかりますが，想像以上にトーンチャイムの音は羽根つきの羽根のように飛んでいくのが実感できます．人に話しかけるのが苦手な人は音で話しかけてみましょう．トーンチャイムを振る身体運動が結構簡単な粗大運動として心身機能の活性化にもなります．

4 ● 構造

　2人から始めることができますが，7，8〜10数名いるほうが楽しいです．

5 ● 注意すること

　特にありません．

「音」レシピ⑤：音を作ろう

1●レシピ紹介

　楽器ではないが，いろいろ身近にある音素材を工夫して音がでるものを作ってみようというものです．創作活動の一つですが，音作りというところが特徴です．うまくできれば手作り楽器で演奏もできます．

適　応	対象や障害は特に選ばず，誰でも可能
効　用	興味関心を引きだす 気分転換，ストレス解消 注意・集中力の改善 その他
形　態	基本的に個人活動でできるが，複数で活動するほうがおもしろい
時　間	1回2時間程度，作るものにより数回
期　間	頻度や期間は限定なし

2●方法

　作るものによって，素材や道具も異なりますが，道具は通常の日曜大工ができる程度のものが必要になります．では，いくつか作品例を紹介しましょう．これらの手作り楽器はインターネットなどでもいくつか紹介されていて，実際の音の例も聞けるものがあります．

3●作品例

❶ 弦楽器

　ひしゃくや空き箱など共鳴するものを利用し，弦を張るだけでできます．一弦ギターや一弦琴などが作れます．

　まず牛乳箱で一弦ギターを作ってみましょう．

4章 素材五 音

●用意するもの：1リットル入りの牛乳箱，厚紙，爪楊枝，輪ゴム

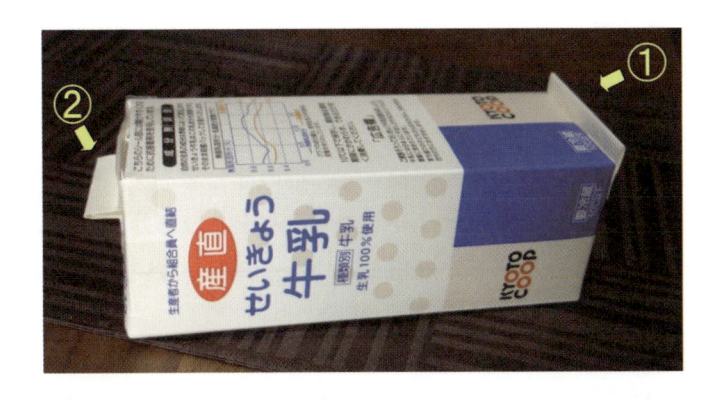

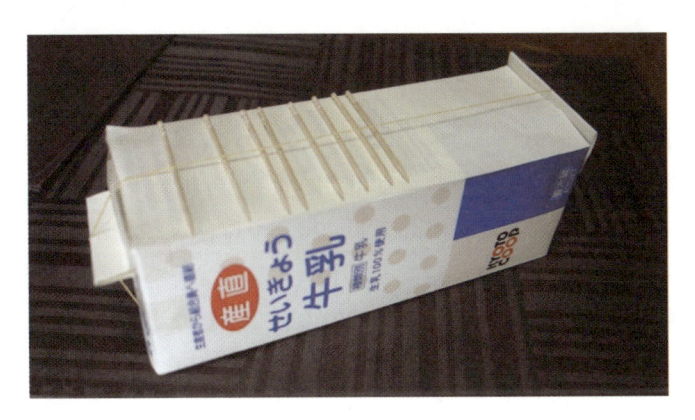

　上図の①，②のように弦を張るためのブリッジに相当する厚紙を折ったものを貼り付けます．音階を決めるフレットは爪楊枝をボンドで下図のように貼ります．そして輪ゴムをかければできあがりです．
　フレットの間隔は，ドとレの間を1とすると次の表のような割合になります．

音階	ド	レ	ミ	ファ	ソ	ラ	シ	ド
フレットの間隔比	1.00	0.89	0.80	0.75	0.67	0.60	0.53	0.50

　牛乳箱の代わりにひしゃくを使って，柄の部分をネックに見立てて，テグスかギターの弦を張ると，ひしゃくの水をくむ部分がボディの役割をします．いろいろな素材を利用して作るとおもしろいです．

ⅱ 打楽器
　空き缶や空き瓶など，中が空洞でたたいたり，中に何か入れて振ると音がするものを利用すれば，簡単に打楽器ができます．

①空き缶シロホン
●用意するもの：いろいろな空き缶とバチ
　空き缶の底をたたくと音がします．材質や厚さなどが違ういろいろな空き缶を集めて，まずたたいてみてドレミファソラシドのそれぞれの音に近いものごとに分けます．そして缶の底を金槌などでたたいて音の調節をします．へこみ具合で振動が変化し音の高さが変わります．うまく音階がそろったら演奏してみましょう．子どものおもちゃピアノのような音がします．
　空き缶一つだけでも，缶の底を端から中央に向かってたたくと音階が作れます．外側が低く中心にいくほど高い音になります．

②空き瓶シロホン
●用意するもの：空き瓶とバチ
　空き瓶に水を入れてバチでたたくと，音がします．音の高さを水の量で調整して音階を作りましょう．

③マラカス
● 用意するもの：空き瓶，空き缶，ペットボトル，紙コップなどと，中に入れる小石，砂，豆，ボタンなど

　空き瓶や空き缶の中に小石，砂，豆，ボタンなどを入れるだけでできます．入れる容器になるものや中に入れるもので音がそれぞれ違います．いろいろ工夫してみましょう．

④ドラム
● 用意するもの：空き缶，バケツ，植木鉢などたたけば音のするもの，OHPシート，ガムテープ

　中が空洞で固いものならなんでもドラムになります．空き缶や植木鉢の口にOHPフィルムを張ったり，ガムテープを隙間がないように張って口をふさぐだけで，気持ちのよい音がします．コツはたたく皮にあたる部分をピンと張ることです．

⑤レインスティック
● 用意するもの：紙筒，爪楊枝，鉄釘，ボンド，小石，米，豆，ビーズなど

　紙筒はラップフィルムの芯のようなものでいいですが，できれば長いほうがいいです．紙筒の周囲にらせん状（適当でよい）にキリで穴を開け，爪楊枝や鉄釘を奥まで差し込みボンドで留めます．紙筒の外にはみ出した爪楊枝の枝の部分は，ニッパーやカッターナイフで切り取ります．
　その中に小石，米，豆，ビーズなどを入れて，布などで両端にフタをします．傾けると，小石，米，豆，ビーズなどが転がり落ちて爪楊枝や鉄釘にぶつかってきれいな音がします．

🎵 管楽器
　パイプなど中が空洞の筒状のものを利用して作ります．塩化ビニール

の水道管を使って作ってみましょう．内径15mm（外径22mm）の塩化ビニールのパイプを，ケーナなら仕上がりが285mmになるので，少し長めのパイプを用意します．

まず，パイプの片方の端を図のように鋸で切り，歌口を作ります．

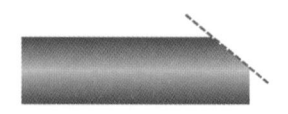

ケーナのばあいは，歌口側の端から，ドリルで5.5mmの穴を開けます．穴を開ける位置は下図を参照して下さい．そして穴を全部押さえて音を出し，ドの音になるようパイプの長さを調整します．音が低ければパイプを少し切ると音を高くできます．それ以外の音は，それぞれの穴を少し大きくすると音が高くなります．

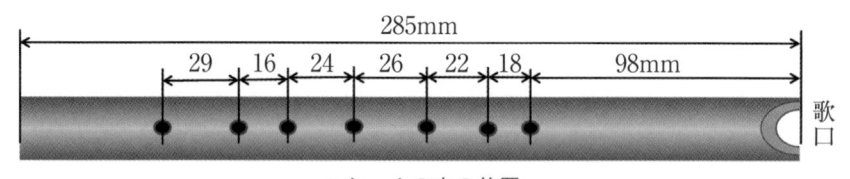

＊ケーナの穴の位置

尺八のばあいは，次の表の数値で作ることができます．

	全長	1孔	2孔	3孔	4孔	5孔
歌口からの距離（mm）	563	430	377	326.5	266	230
穴の直径（mm）		11.0	10.5	10.0	10.5	10.5

4 ● 構造

1人でもできますが，みんなで作っていろいろな音を楽しんだり，演

奏してみましょう．

5 ● 注意すること

特別なことはありませんが，工具を使うので使い慣れていない人は手を怪我しやすいので気をつけましょう．

参考資料
・藤原義勝『母と子の民族楽器づくり』美術出版社，1995
・芸術教育研究所『身近な材料を使った手づくり楽器をつくろう』黎明書房，1991
・河合正雄『まーぼーおじさんと手づくり楽器をつくろう』音楽センター，2005
＊最近はインターネットなどでも「手作り楽器」で検索すると，いろいろな人が作り方などを紹介しています．

「音」の一言

- 音とリズムに身をゆだねる
- 労働歌はどうして生まれたのか
- すべての宗教に音楽があるのはなぜ？
- 心身機能の発達と舞踏，造形・描画，音楽，文学（言語）の表現様式
- 音楽の神経生理学的利用
- 音楽の社会的意味と個人的意味の影響

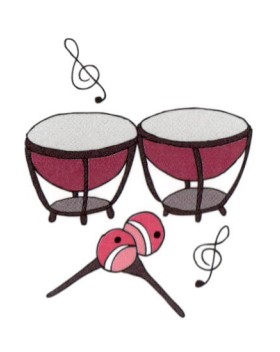

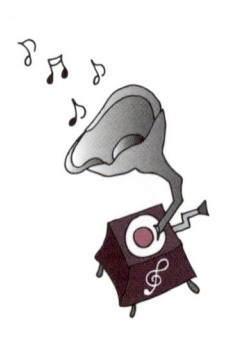

「描」の特性

　　　　描　く

ことばにならない
想いを描く

どうにもならないと思えても
描いて　あらわす
ことばにならない想いが
すがたを現し

それだけで
すこし
こころの重荷が軽くなる

描いて　あらわし
こころの重荷が放れていく

描くことが
ことばにならない想いを
あらわし　放す

1 ● 「描く」行為

　古代ギリシアの伝説に，朝になると去っていく恋人の面影をとどめようと，恋する娘が恋人の横顔を炭で描き，恋人のいない間の慰めにしたのが絵画の起源という伝えがあります．ひとによって描かれたもので，現存する最古ものは，ラスコー（フランス）やアルタミラ（スペイン）の洞窟壁画といわれています．旧石器時代に描かれたこれらの動物の壁画は，狩りで獲物が手にはいるようにという呪術的な祈りを表していると思われます．

　ひとは，伝えきれない思いを表し感情を発散する手段として，太古より描画という行為をもちいてきました．
「描く」ということは，舞踏や音楽表現より言語性が高い，身体表現と言語表現の間にある表現行為といえます．文字で表したり言葉で伝える，いわゆる言語体系による表現に比べれば，知性化のフィルターを通ることが少ないという特徴があります．そのため，「描く」行為は，言葉で表しきれないものを意識的に表現することができると同時に，言語として知的に統合される以前の無意識的なものが表出されやすい行為でもあるのです．

　そして，「描く」という行為は，主に手で描画用具を使って，頭の中

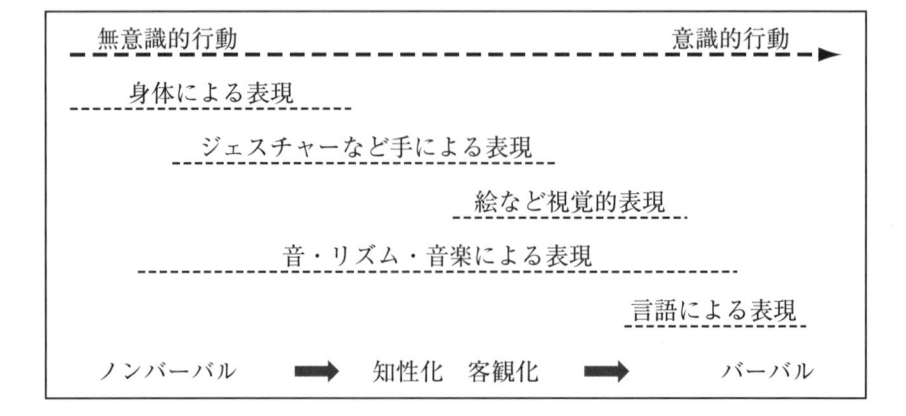

```
無意識的行動 ─────────────────→ 意識的行動
　　身体による表現
　　　　ジェスチャーなど手による表現
　　　　　　　　　　　絵など視覚的表現
　　　　音・リズム・音楽による表現
　　　　　　　　　　　　　　　言語による表現

ノンバーバル　➡　知性化　客観化　➡　バーバル
```

でイメージしたことを見えるかたちで表出する，すなわち身体活動による精神内界の視覚化するものともいえます．

ひとが何かを意図的におこなうときは，フィードバックやフィードフォワードによるオープンシステムによって，自分の行為を修正し，目的にかなった結果が得られます．たとえばリンゴの絵を描くとき，目の前にリンゴがあるばあいは，脳はまずそのリンゴのイメージを脳内に形成します．そこにリンゴがないときには，それまでの経験したリンゴの情報からリンゴのイメージが脳内に想起されます．

いずれのばあいであっても，リンゴを描く前に，脳内にリンゴのイメージが描かれ，そのイメージとして脳に描かれたリンゴを「描く」ための運動企画がなされます．そして運動野から，運動企画に沿って，具体的な指示が効果器（この場合主に手）に出され，脳内のリンゴのイメージは手を動かすという身体運動に置き換えられ，視覚を通して確認できる客観的なものとして紙の上に表れるのです．

そして描き始めると，紙に描かれる線や筆具の動きは視覚情報として，また手の動きや筆圧は体性感覚情報として，認知系を通して前頭葉連合野にフィードバックされます．絵のでき具合も，情動系を通して前頭葉連合野に伝えられます．この一連のフィードバックと再認知，行為の修正の繰り返しにより，脳内のリンゴのイメージが絵として見えるかたち（イメージの視覚化）になります．身体機能からすれば，目と手の緊密な協調が必要とされる行為です．

したがって，そうした精神性と身体性の相互性という視点からすれば，「描く」ということは，

①身体運動を介したイメージの表出　　　（身体エネルギーの使用）
②主に手で筆具を使用して表現　　　　　（手の機能との同一化）
③意識レベルと無意識レベルが混在して表出　　（無意識の表出）
④見ながら描く同時進行による意識化　　（視覚化による意識化）

⑤目と手の協調運動　　　　　　　　（協調的な感覚運動系の使用）

といった特性をもった行為といえます．
　また，旅先で出会った風景をスケッチしておくと，そのスケッチを見るたびに，スケッチしたときの前後の出来事を含めて，その時の情景が目に浮かぶように思いだされます．写真でもそうした記憶の想起はみられますが，描いたものは，写真よりもさらに鮮明に想起されます．それは，自分が見たものや体験したことを，写真は画像として写し取りますが，スケッチでは，一度頭の中でそれらがイメージとしてまとめられます．その一度脳内でまとめられたイメージが，手に筆具を持って描くという身体活動を介して，視覚化される，この手順がエピソード記憶を強化しているからと考えられます．

2 ● 描かれたもの

　このように，描かれたものは，いずれも本人の経験により脳内に蓄積された情報やそれらが加工されたイメージが表出されたものです．そして，こうした情報の蓄積と想起によるイメージ化は，脳の発達レベルの影響を強く受けます．
　したがって，個人の体験，脳の機能や発達と描画との関係からみれば，描かれたものには，

　　個　人　性：絵画には描いた人の情緒や，その人の経験で蓄積されたものがイメージとして表れる．
　　普　遍　性：知覚，情動，社会性の発達と描画の発達に相関関係がある．
　　意　識　性：言葉になりにくいものを絵で伝えるように，絵画は認識されたものを意識的に表現できる．
　　無意識性：知的操作の加わる前のものが，意識しなくても表れることがある．

といった表現特性が考えられます．この意識レベルと無意識レベルが混在して表出（無意識レベルの投影的表出）される特性を利用して，精神療法における言語機能の補完・代替としてもちいたり，性格診断にもちいます．グッドイナフの人物画知能検査も，イメージ化し表現する機能と脳の発達の関係から，知能の発達度の測定を人物画で試みたものです．

3 ● 「描く」ことと描画用具

　描画用紙は，ケント紙のような表面が均一なものから凹凸をつけた吸水性のあるものまでいろいろあります．鉛筆や線画に淡彩を施す場合には紙の表面が硬く，なめらかな高温加圧プレス紙，一般的な水彩画には表面に少しざらつきがある常温加圧プレス紙がいいでしょう．水彩画紙は，表面にはっきりしたざらつきがあるもので，目の粗さにより表現に大きな差が生まれます．画仙紙，和紙なども独特な味のある作品となります．

　通常作業療法で描くということをもちいるばあい，個人描画ではＢ４サイズ程度の画用紙やスケッチブック，グループ描画の場合は模造紙などをもちいますが，紙のサイズは運動の量や必要とする精神エネルギーの量，注意・集中力などにも関連があるため，画用紙のサイズはいろいろそろっているほうがよいでしょう．また，俳画や絵てがみ，水墨画などは，画仙紙や半紙，色紙などもそろえておくといいです．

　画材は，ペン，鉛筆，色鉛筆，ボールペン，マジックペン，クレヨン，クレパス，パステル，水彩絵の具，墨，アクリル絵の具，油絵の具などがあります．画材の影響として，ペンや鉛筆など硬いものほど知的防衛が働きやすく，技術を要しない柔軟な素材ほど感情の溢れた，退行的，衝動的，発散的な表現となりやすいという特徴があります．そうした画材の心理的特性や扱いやすさ，表現の多様さなどを考慮し，できるだけいろいろなものをそろえておく必要があります．色数は，統合失調症にみられるように，色を混ぜ合わせることができにくい対象があることを

考えれば，色鉛筆やマジックペン，クレパスなどは色数が多いほうがいいでしょう．反対に色数が多すぎると選択ができないという対象もいます．そうしたことを考慮すれば，少なくとも12色くらいのものから24色程度まで，複数そろえておくといいでしょう．

　自分で試してみるとよくわかりますが，2Hの硬い鉛筆で描いたあとに，軟らかい4Bの鉛筆で描いてみると，描いているときの気持ちがずいぶん違います．また，鉛筆からクレパスに替えてみたり，水彩にしてみる，筆の太さを替えてみることで，描く感覚だけでなく，描画用具によって描くときの気持ちが違うことに気づきます．描画用具によって気持ちが変わるのです．手指や上肢の運動の巧緻度，大きさ，早さ，一度に着彩される面積などが影響するものと思われます．

4● 「描く」ことの治療的活用

　作業療法の観点からは，描画の投影機能をもちいた精神療法の補助手段としての利用もされますが，作品に投影されたものを読み取る心理療法的な使い方より，描く行為や動作そのものをいかに活用するかということに目を向けることが必要です．

①感覚運動機能面での活用

　感覚運動機能面では，対象を見て，あるいはイメージして，線を描く，色を塗るという動作に要求される，

　　ⅰ．上肢の安定性，目と手の協調性，手の巧緻性・随意性
　　ⅱ．上肢の可動域，リーチや筆具の把持・保持能力
　　ⅲ．上肢装具，義手のやや巧緻的な使用
　　ⅳ．姿勢保持

の改善や訓練に活用できます．

　また，描画全体はそれほど筋力が必要な活動ではありませんが，把持力や上肢の筋力低下が著しい場合には，ホルダー，ラップボードなどの

自助具をもちいたり，上肢が使えない場合には筆を口でくわえたり，ホルダーで頭部に固定する，足指に挟むといった方法で，
　ⅳ．上肢の代償機能
　ⅴ．利き手交換
の改善や訓練として活用できます．

　感覚運動機能面においては，「描く」ということの自己表現や芸術性が与える楽しみや満足という精神的な影響が重要で，単調になりやすい身体的な訓練を支える大きなモチベーションになります．「描く」ことに夢中になっている時間がそのまま機能の維持や改善につながることが，作業療法の重要な治療効果の要素といえます．

②**精神認知機能面での活用**
　知覚認知機能に関しては，対象を見てイメージ化し描くという過程を利用して，
　ⅰ．視覚や深部感覚から入力される情報への注意・集中
　ⅱ．図—地の判別や空間関係の認識，物体の恒常性，立体知覚，図の恒常性，色彩知覚
の改善や訓練に活用できます．

　さらに，衝動的なエネルギーや抑圧された過剰なエネルギーを身体エネルギーとして表出する手の機能と同一化した表現行為が，抑圧されていた情動を描画の一次過程的様式のなかで適応的に表出するため，
　ⅲ．気分の転換・解放，感情の発散，カタルシス
さらに，意識レベルと無意識レベルが混在して表現されたものを客観的に自らがみるという過程を通して，
　ⅳ．内省や洞察
がもたらされます．

　そして，自分が思ったことを表現したり，形あるものにする喜びは，
　ⅴ．自己愛の充足や自己有用体験

グループによる製作や,「描く」ことや描かれたものを介した言語的・非言語的コミュニケーションは,

 vi. 言語化
 vii. 他者との協調や交流の機会
 viii. 成功体験の共有による集団所属感を満たす機会
 ix. 治療・援助にあたる者と対象者の相互理解を深める機会

といった広範な利用が可能です.

参考資料

・岩井　寛「集団療法としての絵画療法」『精神医療における絵画療法』牧野出版, 1982
・ルチア・カパチオーネ『アート・ヒーリング絵の魔術』たま出版, 1993
・松井紀和「精神病院における芸術療法の適応」『芸術療法講座3』星和書店, 1981
・中井久夫「精神分裂病者の精神療法における描画の使用」『中井久夫著作集　1巻分裂病』岩崎学術出版社, 1984
・太田好泰, 森下静香, 矢野利之『"癒し"としての自己表現』エイブル・アート・ジャパン, 2001
・高江洲義英, 徳田良仁「絵画療法の諸技法とその適応決定」『芸術療法講座3』星和書店, 1981
・山根　寛「未完の章」『ひとと作業・作業活動第2版』三輪書店, 191-206, 2005

「描」レシピ①：共同連想描画法

1 ● レシピ紹介

　一つの共通課題にそって，順番に自分の番が回ってきて，みんなで1枚の絵を仕上げるというシンプルなルールに基づく集団描画プログラムです．個々の集団内での対人関係・行動パターンがよく現われます．描画技術の得手不得手にかかわらず，レクリエーション的な感覚で楽しみながら，自然な言語表出や交流が生まれることが特徴です．

適 応	自発描画が可能であれば，年齢や障害，性別を問わないが，下記のような集団での活動がむかない状態にある場合は参加を控える ・軽躁状態で興味が拡散している ・うつ状態からの回復初期 ・境界事例で衝動的な行為が少しコントロールしにくい状態
効 用	他者への配慮と同時に他者から受ける配慮の体験 模倣を通じた対人交流技能の学習 自他のかかわりの客観視 感情の言語化 他者との交流 集団内行動特性への気づき
形 態	セミクローズド　1グループ7，8人（スタッフは1名で可） 人数が多ければ複数グループにして，同課題でおこなう
時 間	1回2時間程度　週1回
期 間	限定しない

2 ● 方法

　模造紙と最低でも12色程度以上の色数がある油性マーカーを準備します．油性マーカーは，筆圧に関係なく，誰が描いても同じ色合いになり，

描画技術の差が表面化しないのが特徴です．基本的には，
①模造紙を壁面（ホワイトボードなど）に貼り，描画順を決め着席
②必要に応じて模造紙に枠を描く
③課題を提示し，「一番の人から順に課題にそって，何か一つずつこの紙に描き，全体で一枚の絵を仕上げます．他の人が描いたものに描き加えても，新しいものを描いてもいいです．何も思い浮かばないときは，パスして次の人にまわしましょう．描くものがなくなったところで終わりにします」と指示します．

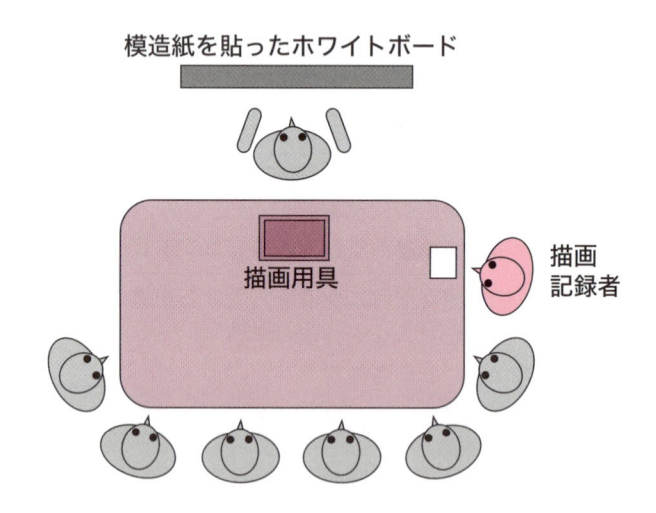

④何巡かし，全体の絵ができた時点（1時間程度）で描画終了
⑤描画の過程で体験したいろいろな気持ちや絵の感想を言語化
といった手順でおこないます．

　参加者が8名なら，描画への導入時の緊張を和らげる工夫の一つとして，たとえば1〜7までの番号のカードとジョーカーを用意し，カードを引いて数字順に着席します．ジョーカーを引いた者は自分の好きな席順に座ることができます．このような偶然性，意外性など遊びの要素を取り入れます．描画順が最後の人が，絵ができあがっていく順序の概略

を巻末の付表3「共同連想描画記録用紙」に記録します．

　通常，3〜4巡すれば模造紙の画面がほぼ埋まります．仕上がりに近づいたら，最後に描きたい人が一人一つ描いて終了にします．どのような順序で絵が仕上がったかを，描画順が最後の人が書いた記録をみて振り返り，描画中に感じたことや絵に対する感想を述べ合います．

　課題は，参加者から募ります．「初春」「若葉」「小さな秋」「晩秋」など四季の課題などから始めるとよいでしょう．慣れてきたら，抽象的な課題や心理的課題がでてきても扱うことができるようになります．ちなみに，筆者の経験したものでは，「宇宙」「天国」「初恋」「失恋」「死」「都会」「勇気」「病院」……といった課題なども参加者からだされました．どきっとしたこともありますが，すべてカタルシスを含め有意義な体験に終わりました．後で紹介する『「描」レシピ④：「描く」いろいろ』の誘発線描画のように，課題を挙げずに簡単な線を模造紙の上に描いておいて始める方法もあります．

　本プログラムでは後半のコミュニケーションの時間が描画そのものより大きな役割を果たします．描画を介することで単にイメージのやりとりに陥らないですむことが大きな特徴といえます．

　参加者の集団内行動特性をみるばあいには，「共同連想描画記録用紙」（付表3）を元に付表4「共同連想描画グループ分析表」の個人対応部分を時系列で記入します．参加者の集団内行動特性の変化をみる場合は，「共同連想描画グループ分析表」（付表4）を元に付表5「共同連想描画個人経過分析表」に記入します．

3 ● 背景と効用

　本法は従来の絵画療法を追試しながら，通常の描画作品を分析する方法ではなく，描画行為そのものを，他者とのコミュニケーションや対人関係機能の改善に利用できないだろうかという思いがありました．そうした思いのなかで，一つの課題にそって共同で仕上げていくこの技法が

生まれたのです．

　順番性ですがパスありで，描画後に意図したとおりに描けなかった部分を言葉で補うことができます．個人描画のように自分の技術の差がほとんど表出しないといった本技法の特性が，他者と対等に共同活動に参加する体験，他者へ配慮すると同時に他者からも配慮を受ける体験になり，集団内における他者とのかかわり方を客観的に眺めながら，模倣を通じた対人交流技能の学習の機会にもなります．そして，描画後の話し合いでは，描画というイメージの視覚化による助けがあり，単にある課題に対して話し合うより言語化が促進され，話が活発になります．

　セッション回数が重なると，周囲とのつながりを考えて描くようになったり，描画中に他者の描いたものとの関連で生じる感情の言語化がみられるようになります．このような集団内における対人行動の変化は，他者の描くものに制約されたり，助けられて一枚の絵を仕上げる，描画作品を通して他者とのかかわりを客観的にみることができる，という本法のルールと絵画のもつ視覚化によるものと思われます．

4 ● 構造

　レクリエーションとしてもちいるときには，オープングループでもいいのですが，通常は1グループ7，8名程度のセミクローズドが適しています．参加者が多くなったばあいは，複数グループにして，同じ課題で描画をおこない，各グループの作品を全員で見ながら話し合う場をもつとよいでしょう．複数のグループでおこなうと，普遍的体験，自他のかかわりの客観視などの効果が高くなり，意外な効果が生まれます．

　描画そのものは1時間もかかりませんが，描画後のコミュニケーションの時間を含めて，1回の時間は2時間程度が必要です．頻度は週1回くらいが適しています．

　絵画療法などでは，治療・援助スタッフが描画に加わらない手法も多くみられますが，本技法では一参加者として描画に加わります．そうし

て平等にまわってくる描画の番を利用し，行きづまっている者への加筆による寄り添いや，過剰な介入や大きく場をこわすような描画に対して加筆や修正による場面の転換をはかるなど，描画を通して場の補助をします．

5 ● 注意すること

　参加者によっては，自分の描画の番が回ってきたときに，あれもこれもと一人で描いてしまうような人がときどきみられることがあります．そうした状況を防ぐために，1回の描画は1つということを基本のルールにしておきます．

　また，鬱屈した強い不満や抑圧された高い攻撃性があるばあい，他の参加者が困るような物を描いたり，処理に困るような文字を書くといったこともみられることがあります．このようなばあい，参加者の一人として加わっているスタッフが，自分の番がきたときに，さりげなく描画で処理をします．このようなときもあくまでも一人の参加者としての域を出ない程度にするのがコツです．

6 ● 応用

　考案当初は，前述したように統合失調症を主な対象として試みたものですが，高齢者や児童，身体障害など障害領域や対象を超えて利用可能で，家族療法としての利用も可能で，すでに実際に使っています．

　描画分析の知識がなくても共に遊ぶなかで集団内の対人特性がわかり，レクリエーション的な使用からコミュニケーションの賦活，集団内での行動の自己洞察を深める精神療法的使用，さらには自分の席から移動して大きな画面に描画をするという動作を身体機能の改善に利用するなど，幅広く使える集団プログラムの一つとして，子どもから高齢者までもちいることができます．

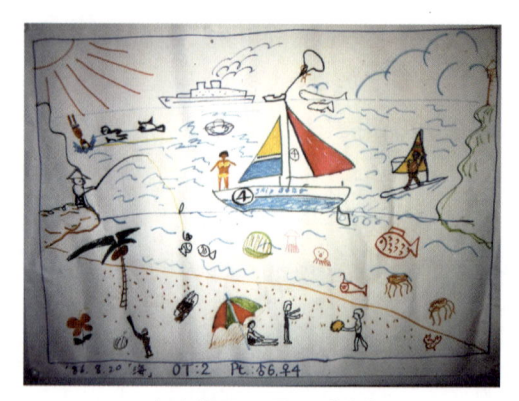

参考描画：課題「海」

参考の描画は「海」という課題でスタッフ2名と男性の参加者6名，女性の参加者4名でおこなったものです．

「描」レシピ②：私がモデル，皆ピカソ

1 ● レシピ紹介

　日常的には人をしっかり観察するとか人に観察されるという経験はあまりないでしょう．このプログラムは，モデルを描く人物スケッチの一つですが，描画技術に影響されずに，他者に見られること，他者をしっかり見て特徴をつかむこと，そして描かれたものを通してそれぞれの思いを述べ合うことで，楽しみながら見る見られる体験をすることを目的としたものです．

適　応	自発描画が可能であれば，年齢や障害，性別を問わないが，下記のような集団での活動がむかない状態にあるばあいは参加を控える ・軽躁状態で興味が拡散している ・うつ状態からの回復初期 ・境界事例で衝動的な行為が少しコントロールしにくい状態
効　用	モデルになった人は，見られることへの抵抗感の減少 スケッチする人は，きちんと対象を見て，対象の特徴をつかむ それぞれが自分が感じたことを思ったことの言語化
形　態	1グループ10人前後（スタッフは1名で可） 人数が多ければ複数グループに分けておこなう
時　間	1回2時間程度　週1回
期　間	限定しない

2 ● 方法

　神経症圏内の人など一部のひとには，下書きをしないと描けないという人がいるので，HBから2B程度の鉛筆と色数の多い色鉛筆を数セット，B4の画用紙を人数分，消しゴムもいくつか用意します．

基本的な方法は，
①自薦，他薦でモデルを決めて着席する
②モデルがどのように描いてほしいか希望を述べる
③スケッチする人には，「モデルの希望が表現できればそれを取り入れて，あなたがこのモデルのここが魅力的という点を一つ見つけピカソ気分で思い切って描きましょう．うまく描けなくても大丈夫，あとでこういうふうに描きたかったと話すことができます」と描画の意図を伝え，描き始める
④みんなが描き終わったら，全員の絵を貼り，モデルになった人は描いてもらった絵を見て，感想を述べる
⑤描いた人たちは，モデルの魅力的と思った部分はどこか，特徴をどのようにつかんだか，どのように描こうと思ったかなどについてみんなに説明する
といった手順で進めます．

参加者が10名なら，一人がモデルで，他の9人がピカソです．モデル

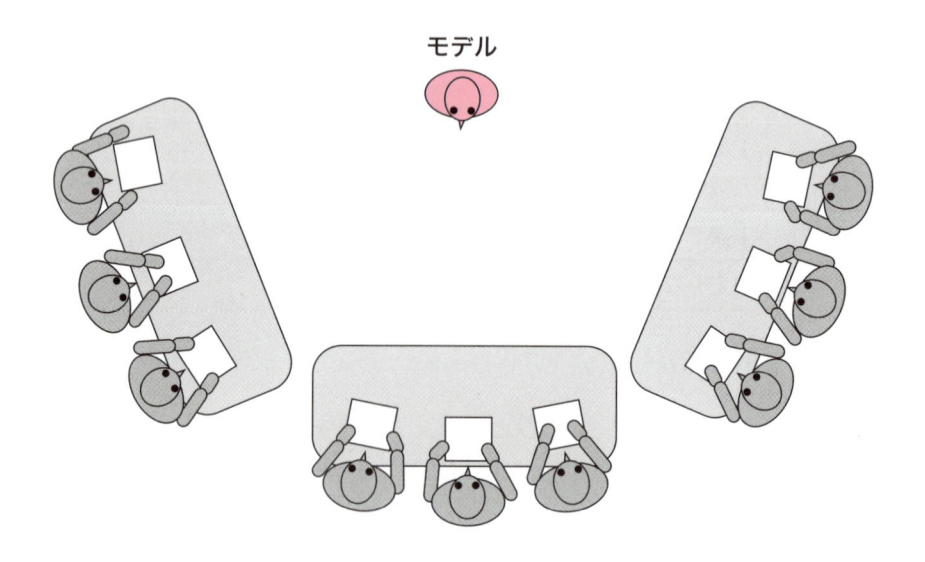

は自薦推薦で選び，モデルには自分の好きなポーズをとってもらいます．そして，モデルは，目を二重瞼にとか，体型を細くとか，鼻を高くなど，こんなふうに描いてほしいといった注文を出すことができます．ピカソ役の人は，モデルの希望を聞きますが，ピカソですから思いどおりに描いてもらいます．

　一通りみんなの描画が終わったら，ホワイトボードや壁など，全員で観賞できるところに全員の絵を並べて貼り，モデルになった人に感想を述べてもらいます．ピカソになった人からは，それぞれモデルのどの部分が魅力的だと思ったか，どのように描こうと思ったかなどについて話してもらいます．描画そのものは30〜40分程度で終わりますが，描画前後の会話時間を含んで1時間半から2時間程度のセッションになります．

　描かれた絵は，表紙をつけてモデルになった人にプレゼントしますが，モデルの了解を得て，1週間程度展示するといいでしょう．そして，1年に1度，全員の絵を持ち寄って，全部展示します．10人のグループで，全員が参加すれば，1人のモデルに対して9枚ずつの絵が10人分，合計90枚の絵が集まることになります．90枚の絵が一堂に貼られると壮観です．

3 ● 背景と効用

　この技法は，人物画による心理検査法で，慢性の統合失調症の人たちの描く絵が，どれも似たような表現になることが指摘されていました．確かに追試すると，指摘される現象がみられました．特に長期入院で慢性化した人に多く，地域生活を送っている人たちは慢性的な人であっても，長期入院者ほどではないことに気がつきました．そのため，病理的な認知機能の障害があるとしても，対人緊張の強さなどからきちんと人を見るということが十分ではないことの影響も大きいのではないかと考えました．もう少し，しっかりと安心して見たり，見られたりすることができれば，人と過ごしたり，町中に出ることもずいぶん楽になるだろう，何かよい方法はということから試みたものです．

実際にひとをきちんと見て描くというこの技法を続けていると，モデルの特徴をとらえて描くことができるようになるにつれて，ひとと話をするときにアイコンタクトが取れるようになったり，日常の他者との会話や交流も増えるなど，日々の生活における対人行動も変わってきました．
　また，この技法においても，スタッフも参加者の一人として描画に加わるため，時にスタッフがモデルになることもあり，通常の治療関係では聞くことができない，対人関係に関連する話の広がりと深さを経験することが多くみられるようになります．
　クレパスを2人で1箱にすると，スケッチをしながら，クレパスを共用する者同士に自然な相互に配慮する関係が生まれるという効用もあります．

4 ● 構造
　通常，1グループ10人前後（スタッフは1名で可）が適切です．1回のレクリエーションとしておこなうばあいは，何人でもできますが，継続しておこなうときは，人数が多ければ複数グループに分けておこなうとよいでしょう．

5 ● 注意すること
　思った通りにモデルの特徴をつかんで描くということで，かなりデフォルメされて描かれたものがみられることがあります．そうしたなかにはモデルが気にしている点を誇張したり，描く者の抑圧された攻撃性や他者に対するネガティブな気持ちが投影されていることもあります．そうしたことへの対処もあり，モデルのよい部分をうまく見つけて表現するというルールは重要です．仮にそうした描画がなされたばあいには，描画後の話し合いのなかで，相互の思いを言語化することできちんと対処することが大切です．
　また，描画後の感想では，絵の上手下手という技術評価にならないように注意しましょう．

「描」レシピ③：ゆびで描こう（指書道）

1●レシピ紹介

　絵画や書道では，うまく描けない（書けない）からということで敬遠する人が思った以上に多いものです．心身の機能が低下しているばあいには特にそうです．「ゆびで描こう」は，指で描く（書く）ことで，そうした筆具をもちいる苦手意識をもつことなく絵や書を楽しむプログラムです．

適　応	対象や障害，年齢を問わない
効　用	落ち着き 注意，集中力 積極性，物事への興味や関心 目と手の協調性 右脳と左脳の統合
形　態	1人でも何人でも可
時　間	1回2時間程度　週1回
期　間	限定しない

2●方法

　硯，梅皿，墨，顔彩，半紙，画仙紙，半紙用下敷き，など筆以外の書道や日本画の用具を用意します．

　まずは墨を擦ってみましょう．よく洗った硯に水を入れ，力を入れすぎないよう，ゆっくり静かに硯全体に円を描くように軽く擦ります．墨の香りが漂いはじめ，次第に気持ちが落ち着いてきます．ゆっくり丁寧に擦ると墨本来の色が出るようになります．

墨が擦れたら，利き手の人さし指に墨をつけて半紙に好きな文字を書いてみましょう．墨の香りと指の触覚を視覚が括る．指先が紙に触れ，文字が生まれる，この感覚を楽しんでみましょう．筆で書くような難しさはなく，指先が紙の上を滑っていく感じが身体に伝わりながら，書ができます．

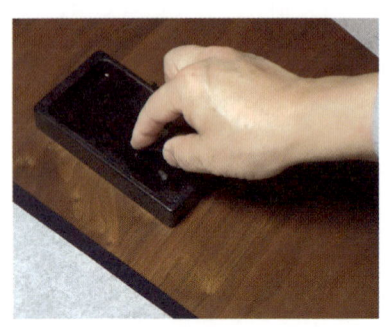

墨を擦る

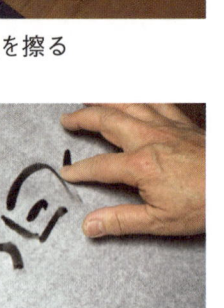

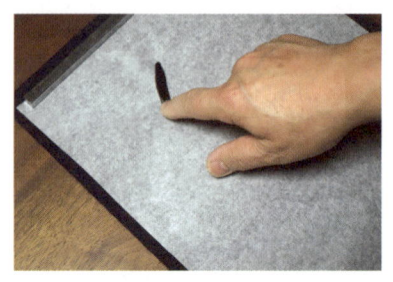

人さし指を筆にして

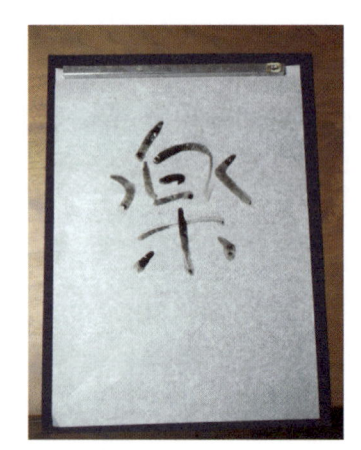

思い思いに

好きな文字を書いてみましょう

4章　素材六　描

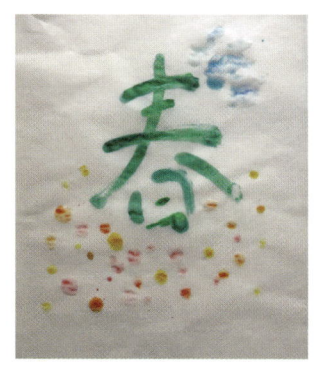

顔彩を使って書いてみるのもいいでしょう．
また，水墨画のように絵も描いてみましょう．

3 ● 背景と効用

　指で文字を書く指書道の起源は古く，今から1,500年も前の中国，唐の時代には既に指で文字を書く人がいたという記録があります．毛筆が高価で買うことができない人々が箸や竹などを筆代わりに文字を書いていて，そして指で書く人も現れ，それが伝統文化となって指書道として現在まで受け継がれているといいます．

　墨の香りと指先の触覚の効果でしょうか，気持ちが落ち着き，注意・集中力が高まります．また，筆とは違って技術を必要としない新しい表現方法により，積極性や物事への興味・関心の向上，目と手の協調性，右脳と左脳の統合といった効用もあります．

4 ● 構造

　1人でも何人でも可能ですが，5～10名くらいの小グループのほうが相互の交流が自然にもたれるためいいでしょう．

5 ● 注意すること

　特に注意することはありませんが，ゆっくりとが大切です．

225

「描」レシピ④：「描く」いろいろ

1 ● レシピ紹介

　描画は art therapy の中核となるもので，自己の内面を吐露したり，洞察したり，変容させる方法としてもちいられ，さまざまな技法が開発されています．それらは，

　①長期の療養生活に憩いとゆとりをもつ（治療，療養生活への適応）
　②他者との交流を広げ，仲間をつくる（対人交流，社会性の改善）
　③楽しい体験から自分で楽しめるようにする（自主性，意欲の向上）
といった広義の利用から，より治療的な精神療法（心理療法）として，

　④作品をつくることの治療的効果
　④自己の内面の表現
　⑤精神療法の言語コミュニケーションの補助手段
といった利用まで，目的や対象によってそれぞれの使い方がなされています．

2 ● 各種技法概略

　このアラカルトでは，自分のイメージや気持ちを表現したり，気分転換を図ったり，他者との交流の手段や生活に潤いをもたらす趣味として社会性を高めるといった作業療法の種目としてもちいることが可能な技法の概略を紹介しましょう．各技法の詳細に関しては，それぞれの成書を参考に，「つくる」「あらわす」「たのしむ」という創作表現活動として，作業療法らしい使い方を工夫するとよいでしょう．

1）なぞり絵

　数字や点をなぞっていくことで絵ができるというものです．自発性の低下や認知機能の障害があるばあいに，構成的な表現活動として利用で

きます．児童用に市販されているものもありますが，パソコンの描画機能を使えば自由に作ることができるので，自分で工夫して作成するとよいでしょう．上肢のコントロールの初期訓練にも適しています．

2）ぬり絵

　枠が決まっていて，色彩の選択だけが自由なことが特徴です．ぬり絵というと幼児的なものを思い浮かべられるかもしれませんが，プロのデザイナーの色彩感覚トレーニング用のものから近年では大人用に名画をぬり絵にしたものも多く市販されていますので，そうしたものが活用できます．自由度が高くないことを活かし，自発性の低下，抑うつ状態にあるけれど活動性の維持が必要なばあいや，認知機能の障害があるばあいの作業依存的な利用に適しています．また上肢のコントロールの訓練にも適しています．

3）模写

　模写はぬり絵より自由度が高く技術を要します．自分で考えることが負担なばあいやあまり難しいことはできないけれど自己愛の充足が必要な状態にあるばあいなどに適しています．

4）スクィッグル

　相互なぐり描き法とも呼ばれ，小児精神科医のウィニコットが開発した描画法です．セラピスト（もしくはクライエント）がサインペンで用紙に好きなように線を描きます（なぐり描き）．クライエント（もしくはセラピスト）が，そのなぐり描きから連想されたものを，クレヨンで塗ったり線を描き加えたりして完成させます．順序を交替して数回繰り返します．複雑な描画ではないので，絵が苦手な者でも抵抗や緊張が少なく取り組めます．

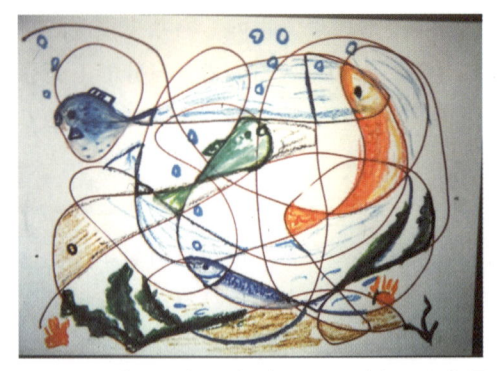

スクイッグルで海の中がイメージされた作品

5）フィンガーペインティング

　指や手に絵の具をつけて絵を描く描画法です．フィンガーペインティング用の絵の具が市販されていますが，普通の水彩絵の具やポスターカラーを水と糊でとけば簡単に作ることができます．絵の具づくりから一緒にするほうがおもしろいと思います．

6）誘発線描画

　画用紙に簡単な線（○　△　∧　∪　∩　→　↑など）を描いたものを渡し，その線を利用して絵を仕上げるというものです．1）から4）の技法より自由度は高くなります．描かれた線がイメージを引き出します．そうして描かれた絵を見ながら，何をイメージしたかを侵入的にならないように聞きます．

7）課題画法

　共同連想描画の個人版に相当するものです．課題を出し，課題からイメージするものを自由に描いてもらいます．個人でもグループでも可能ですが，グループでおこなうばあいは，各自が描いたものを見せながら，課題から何をイメージしたかを話し合うといいでしょう．共通の話題で

話し合うときに，言語よりは防衛的なチェック機能が働かないことやことばで表現しにくい内容も絵なら表すことができるため，思ったことを表現しやすくなります．

　課題は何でもよいですが，ことばと違って通常語られない精神内界が描画では表出されることが多いので注意が必要です．たとえば，「こんなところに住んでみたい」「夢」「旅」「道」「家」「自分と他人」などよく使われる課題ですが，自分がこの課題を与えられたらどのような絵を描くかを課題を出すときに考えてみるといいですね．ことばで聞かれたときと描画という形で表現するときの違いがわかります．

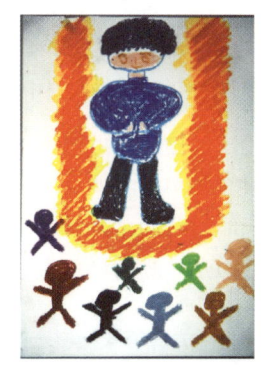

参考描画：課題「自分と他人」
これは思春期の少年が「自分と他人」という課題で描いたものです．
「僕はみんなからすごいと思われるようになりたい」と語っていました．

8）家族画

　家族（が何かをしているところ）の絵を描くもので，家族内の力動的要素が投影されやすいことが特徴です．児童のばあいは，動物家族画や怪獣家族画など，直接自分の両親などをイメージしない課題にするとよいでしょう．他の課題画もそうですが，こうした描画では，ことばだけの会話と違って，冒頭で述べたように意識レベルと無意識レベルが混在して表出するため，描画を通した言語化が重要になります．

9）風景構成法

　精神科医の中井久夫氏が，箱庭療法からヒント得て，統合失調症患者との非言語的なコミュニケーション手段として考案したもので，心理検査を兼ねた技法としてもちいられています．

　A4の画用紙を渡し，「用紙に"黒のサインペン"で枠を描いてください」と指示します．ついで「今から私が言うものを一つずつ枠の中に描いていってください」「全体として一つの風景となるようにしてください」「絵の上手，下手は関係ありませんので，自分の思ったように気軽な気持ちで描いてください．ただしできるだけ丁寧に描いてください」と，絵の技術をみるのではないことを伝え，思うまま描いてよいこと，描きたくない物は，描かなくてもいいという拒否を認めて開始します．「川・山・田・道（大景群），家・木・人（中景群），花・動物・石（小景群），「何か付け加えたいもの」の順に描いてもらい，描き終わったらクレヨンで着色して，一つの風景を完成させるというものです．

　描いた絵を見ながら，季節，時間，天候，川や自分がどこに描かれているか，人は何をしているのか，動物は何をしているのかなどを，侵入的にならないように聞きます．

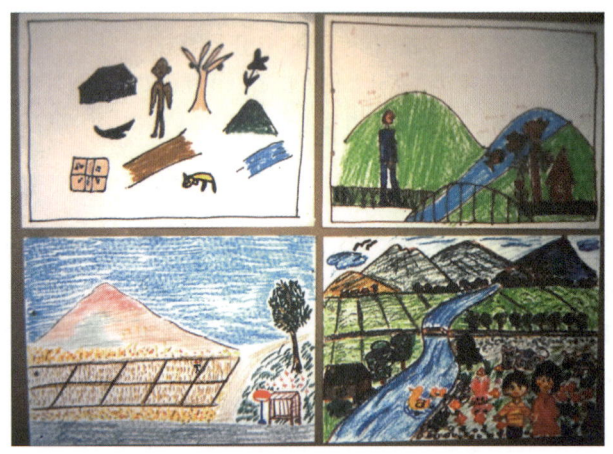

風景構成法（作品例）

3 ● 注意すること

　課題に関しては，自由度が高いとそれだけ深い自己表現が可能になりますが，自我機能の脆弱な人は，適応的な防衛機制が機能しないため，意識化の精神内界が無防備に表出し，危険な状態を招くことがあります．

　また，描くことが目的ではないため，描きたくない，描かないということを認めることも大切です．描かないということも対象者の意思の表示で，なぜ描きたくないのか，描けないのかを考えることが対象者を知る手がかりになります．

　描画のプロセスを一緒に共感しましょう．でき上がった作品を全体の印象でつかむことが大切です．対象者が気づく前に言語化したり，心の内を読み取ろうとするのではなく，描かれた絵を一緒に見ながら対象者が気づいていること，連想したことを話してもらうようにします．

　いずれも，自分が描いたものから自分の心の内を覗かれる，描いた者がそんな思いを抱かず，感じたことをそのまま安心して，楽しんで，表現できるようにすることが重要です．読み取るより，作品に，そしてそれを描いた人の思いに耳を傾けることです．

参考資料

［スクイッグルに関するもの］

・中井久夫「ウィニコットのSquiggle」芸術療法8，129-130，1977
・中井久夫「相互限界吟味法を加味したスクィッグル法」『中井久夫著作集2巻治療』岩崎学術出版社，236-245，1985（初出　芸術療法13，1982）
・白川佳代子『子どものスクィグル—ウィニコットと遊び』誠信書房，2001

［フィンガー・ペインティングに関するもの］

・内村静子「フィンガー・ペインティング」理学療法と作業療法7，679-682，753-756，903-907，1973
・内村静子「フィンガー・ペインティング」理学療法と作業療法8，31-34，182-188，1974
・内村静子「フィンガーペインティング」日本作業療法士協会編『作業その治療的活用』協同医書出版社，192-196，1985

[誘発線描画に関するもの]

・後藤多樹子，他「"誘発線"(仮称)による描画法」芸術療法14, 51-56, 1983
・伊集院清一「拡大誘発線法における"埋没化"現象―人物部分刺激として捉えた際の反応についての省察」芸術療法21, 16-26, 1990
・岩井　寛，他「マルと家族(1)」芸術療法9, 7-15, 1978
・小山右人，他「矢印描画について　精神分裂病を中心として」芸術療法15, 7-14, 1984

[家族画に関するもの]

・石川　元『家族絵画療法』海鳴社, 1983
・加藤孝正，他訳『子どもの家族画診断』黎明書房, 1998

[風景構成法に関するもの]

・皆藤　章『風景構成法―その基礎と実践』誠信書房, 1994
・山中康裕編『H・NAKAI風景構成法シンポジウム』中井久夫著作集別巻1, 岩崎学術出版, 1984

「描」の一言

・知性化のフィルター

・身体活動による精神内界の視覚化

・身体表現と言語表現の間にある表現行為

・身体運動を介したイメージの表出

・手の機能との同一化

・意識レベルと無意識レベルが混在して表出

・無意識レベルの投影的表出

・柔軟な素材ほど感情の溢れた退行的，衝動的，発散的な表現となりやすい

・精神性と身体性の相互性

・自由度と自己愛

・精神内界の無防備な表出

「言」の特性

作業とことば

作業は
ことばを意味あるものにし
腑に落とし
ことばは作業を意味あるものに括り
腑に落とす
ことばを活かす作業と
作業を活かすことば

1 ● ひととことば（言葉）

　ことば（言語）をもたない動物は，個体の命を繋ぎ，種を繋ぎ残すために，視覚，聴覚，嗅覚，触覚などすべての感覚をもちいて，相手の意図を知り，自分の思いや情報を伝えようとします．

　ひとは他の動物と違って，ことば（言語）を獲得したことにより，交渉，自己提示，思考の整理，文化の継承といった機能が備わり，ひとのコミュニケーションは，他の動物に比べてはるかに複雑で豊かなものになりました．

　自分の考えや伝えたいことを整理し，心の内を適切に表し，伝えることば（言葉）．ことば（言葉）は，曖昧な現象や心象，十分自覚されていない心の深層を明確にできます．しかし，一方で，ことば（言葉）による表象過程では，知的フィルターのチェック（知的防衛）を受けるため，わかられたくないことは口にしない，話をそらすといった防衛の手段と

してももちいられます．思考の整理や意思の伝達といったことば（言語）の表現機能は，その機能の高さゆえに防衛機能ももつようになりました．ことば（言語）は，「語る」ことで「騙る」機能をもったのです．そのため，ことば（言葉）は「言いくるめる」「言い逃れる」など，防衛の手段としてもちいられるようになり，対人関係を豊かであると同時に複雑なものにします．

2 ● ことばと治療

　ひとがことば（言語）を介して行う治療は，そのhumanとverbalな特性ゆえ，強い侵襲性をもつことがあります．さらに，ことば（言葉）は，here and nowで語りながら，その内容はnowのことではなくthenのことを扱うため，ときに現象を離れ，夢と同じように加工された心象のやりとりになりやすいのです．そのため齟齬が生じ，ことば一つが，治療の岐路になることもあります．

　心理療法のように主にことば（言語）を介する治療に対し，作業を介した関与は，的確さ，客観性という点ではことば（言語）には及びませんが，作業の具現化機能による視線の被曝に対するシェルター効果，没我性，現実検討，自我拡張機能など，そのnonhumanとnonverbalな侵襲性の少ない特性が，言語による治療を補完します．ことばと作業，その関与の違いは還元的明晰さと調和統合の違いとでもいえるものです．

3 ● 作業とことば

　作業を介したかかわりは，自分自身が素材や道具を扱うため具体的でhere and now（いま，ここで）な体験になります．また作業を介したかかわりは，対象者が体験したことを通してなされるので，具体的なコミュニケーションが可能になります．しかし，作業をしただけでは，作業が終われば，その作業体験は次の体験に取って代わられ消えてしまいます．また同じ状況で同じ体験をしても，具体的な体験であっても，ひ

とによって残る体験は異なります．どのような体験として残るかは，何に注意を払い，体験がどのように括られるかによります．しかも体験の括り，自分が体験したことの意味づけの多くは，他者の影響で決まります．

　一方，ことば（言語）はコミュニケーション機能としては高いものがありますが，具体的な作業を介さないかかわりにおいては，対象者がこれまでに体験した there and then（あのときの）のイメージを通したものになるので，やりとりが抽象的になりやすく具体的な話にならないばあいがあります．

　そのためおこなった作業が意味ある体験として活きるには，「今のでいいですね」「自分でしてみてどうですか」といったような体験の括りをする「作業を活かすことば」が必要です．ことば（言語）がひとの体験を意味あるものに括り，確かなものにします．そして，話されることばが活きるには，身体的（感覚的）・情緒的なレベルにおける共有体験になる「ことばを活かす作業」体験を通したコミュニケーションが必要になります．

「言」レシピ①：ホッと入院

1 ● レシピ紹介

　このプログラムは，入院していろいろわからないことや不安のなかにある人たちに，正しい知識や情報の提供も大切ですが，まず入院生活を安心して送り，早期に安定して退院してもらえることを目的とした心理教育プログラムです．

適　　応	対象や障害を選ばないが，入院して言語的なコミュニケーションが可能になった状態から可能
効　　用	入院にともなう不安の軽減 他の人の症状を知ることで普遍的体験になる 自分の治療に必要なことを知り，治療に主体的に取り組む
形　　態	個別から5，6名の短期課題集団（スタッフは1～2名）
時　　間	1回1時間程度 入院して早い時期に1～2回，退院前に1～2回の計2～4回
期　　間	早期の退院が目的なので急性期リハビリテーションとしておこなう

2 ● 方法

　入院時早期におこなう2回は，まず知識の提供より，入院にともなう不安や戸惑いの軽減が目的です．したがって，いい形で入院を利用して，早く退院しましょうということを伝え，まず1回目は，入院して，今わからないことや困っていることを話してもらいます．困ったことやわからないことは普通に聞いてよいという保障ができたら，2回目に

・精神の病気はなぜ起きるのか，症状とは何か
・通常の回復までの経過

237

- 薬の作用と副作用，飲みたくないとき，飲み忘れたときの対処
- 入院して困ったこと，よかったことがあれば話してもらう
  （食事や消灯時間などまずADLに関することからはじめ，あとはいろいろ何でも話せるように）
- 上手な診察の受け方，医師やスタッフの利用の仕方
- 困ったスタッフとの対応

などをとりあげます．2回目は遅くとも翌週か2，3日間をあけて，
- 入院は上手に使えたか，少し楽になったかなど入院の効用について話してもらう

そして退院が近づけば残りの1～2回で，
- 退院後のよくある困ったことへの対処
  （体調の変化，服薬の管理，日常生活，社会生活に関することなど）
- 社会資源とその利用
  （必要なときに開いてみる資料―種類や利用の仕方）
- 困ったときの連絡先

などをとりあげます．

プログラム運営のコツ

```
簡潔で理解しやすい説明
ことば以外の視聴覚資料を使う
対象者が体験しているであろう（類似体験）ことを例に挙げる
批判的な表現をせずポジティブに表現する
本人が感じていることを表現してもらう
他者の体験を参考にして自分のことを考えるようにサポート
スタッフの意見は控えめに相互交流を図る
```

3 ● 背景と効用

　心理教育は，精神障害など受容しにくい問題を持つ人たちやその家族

に，正しい知識や情報を心理面への十分な配慮をしながら伝え，病気や障害の結果もたらされる諸問題・諸困難に対する対処方法を習得してもらい，対象者が自ら困難を十分に受け止めることができるよう援助する，というものです．

　通常正しい知識や情報を伝えるということが先に立ちすぎて，入院していろいろな不安な状態にある人にとっては，知識や情報よりも，まず入院の不安や心配事を少なくすることが先決ということで生まれたプログラムです．

4 ● 構造
　特に他者との連携が必要なものではありません．必要に応じて個別に対応することもできますが，単発のプログラムとしておこなうばあいは，5，6名程度の短期課題集団としておこないます．対象者の機能や人数により，スタッフは1～2名でよいでしょう．

5 ● 注意すること
　特に注意することはありませんが，話を聞いて誤解なくわかるくらいの病状の落ち着きは必要です．ただ，入院時は正しい知識や情報が入らない不安定な状態や他に心配事があるばあいが多いので，対象とそのニーズを把握して，何を伝えるか，内容の検討は必要です．

6 ● 応用
　応用というより，通常の心理教育は，一方的に専門家から患者や家族に疾病教育としておこなうのではなく，認知行動療法的アプローチや集団精神療法，解決志向的アプローチにおける技術などを取り入れながら，系統的なプログラムにより再発予防や問題解決のため，次表のような目的でおこなわれます．

　そのため，対象者は本人でも家族でも，また一緒の人でも必要に応じ

通常の心理教育の目的

・困難を乗り越える技術を習得する
・現実に立ち向かうことができる力量を身につける（empowerment）
・困難を解決できるという自信（self-efficacy）を身につける
・自己決定（self-determination），自己選択（self-selection）の力を身につける
・援助資源，社会資源を主体的に利用できるようになる

てもちいることができます．特に家族心理教育は，その効果が確認されています．また共通する問題として，ひきこもり，不登校，摂食障害，そのほかの精神科的問題，思春期の問題を抱えている対象者やその家族などにも実施が可能です．

　本来の知識と情報の提供は表に示したことが目的とされますが，入院中にこうしたことを目的とした心理教育が可能な対象には，別立てでこうしたプログラムがあってもよいでしょうが，通常は退院後にデイケアなど社会参加を目的としたリハビリテーションプログラムとしておこないます．

「言」レシピ②：冠難辛句

1 ● レシピ紹介

　まともに向き合えば重くも苦しくもなる，抑制，抑圧された情動の自己表現の補助手段として，無意識内容の一次過程的表現[注1]としての詩歌の特性がもちいられることがあります．このプログラムは，日本人になじみのある七五調のリズムを活かしながら，詩歌の創作性や芸術性にとらわれることなく，情動の発露や表現，比喩，象徴によるメッセージ性といった詩歌の特性をもちいて気持ちを表出するプログラムです．

適　応	対象や障害を選ばないが，言語コミュニケーションが可能な成人
効　用	意識化や言語化に抵抗が大きい葛藤や深い情動の表出 日常の会話を超えた深い交流 情動の発散，カタルシスにともなう葛藤の受容や自然な洞察 自己変容
形　態	何名でも可能
時　間	1回2時間程度　週1回
期　間	特に期間はなく継続的なプログラムとしておこなうことができる

2 ● 方法

　短詩文芸としての冠句[注2]の特性を活かしながら，詩歌の文芸としての創作性や芸術性にとらわれることなく，思いをそのまま表現するものです．

　意識化が困難な情動の表出を可能にするため，次のような基本ルールを最初に示します．

　①季語を必要としない

②詩歌のような修辞技法などにとらわれない
③冠題は誘発語としてもちいる
④話し言葉（口語）を使って自由に表現する
⑤字数制限を設けず，字余り字足らずを認める
⑥話された内容は，精神分析的な二次過程レベルの解釈や分析は行わない

　開始にあたって，まず冠題を出します．字余り字足らずも気にせずに，話し言葉で自由に思いを表現してもらいます．思い浮かばない人はその冠題から思いついたことを話してもらってもいいでしょう．
　一通り思いが表現されたら，みんなの句を模造紙やホワイトボードなどに書き，それぞれが自分の句を詠み上げて説明し，それを話題に自由な話し合いに入ります．
　たとえば「冠難辛句」という冠題からは，

　　冠難辛句　サラリとこころの煙突掃除
　　冠難辛句　小指でとばす悩みの種
　　冠難辛句　十七文字に救われる

といったような句が生まれます．

3 ● 背景と効用

　冠難辛句は，冠句を元に「元気を出して，艱難辛苦乗り越えて，病気も生きよう」と始めたもので，冠句と艱難辛苦をかけた新技法の呼称（筆者の造語）です．
　治りきらない病いや障害を抱えて生きる．その苦しみに，周囲の理解のなさなどに，ひとは怒りや哀しみ，絶望感などさまざまな思いを押し殺し（抑制），押し殺されて（抑圧）生きています．そうしたさまざまな

思いは，表出による解除が必要ですが，抑制，抑圧された思いを言葉にすることは大変むずかしいものです．それは自然に消えることはなく，生活に支障をきたし，時に病気の力を借りて噴出し，それがまた周囲との関係を悪くすることがあります．

そうしたまともに向き合えば，重くも苦しくもなる，抑制，抑圧された情動の自己表現の補助手段として，より日常的なレベルで情動の表出ができないかという思いの中で「冠難辛句」は生まれました．長い入院生活や療養生活の支援のなかで語られた，病いを生きる人たちのことば（言葉）は，弱さの力のような，柔らかなしたたかさがあります．直接自分の気持ちを伝えるには重すぎることや上手く伝えきれないことが，冠難辛句の力を借りて表現されます．

4 ● 構造

治療者との二者でおこなうこともできますが，他者とともに雑談のようにお互いの思いを話すきっかけとして冠句の手法を用いるものなので，何人かの集まりでおこなうほうが効果的です．数名から多くても10名程度でしょうが，冠題を出して募集しておいたものを公表するといった形でおこなうばあいは，人数の制限はありませんが，20名くらいまでは楽しむことができます．対象者の機能や人数によりスタッフは1〜2名でよいでしょう．

5 ● 注意すること

冠句よりさらに自由に表現できるとはいっても，治療プログラムとしておこなうと，何か作らなければという創作意識が働いてしまう人もいます．そのため，情動の一次課程的反映にならず，言語表出にともなう防衛や詩作と同様のうまく作れないという技術的な未熟さによる抵抗がみられることがあり，ファシリテーターの運営技術が問われます．そうした状況にならないようにするには，冠題を誘発語として自然に雑談が

できるような雰囲気でおこなえるといいでしょう．

　そして，話された内容はあくまでも一次過程レベルのコミュニケーション，いわゆる日常的な雑談レベルにおける発散的なものとして扱い，精神分析的な二次過程レベルの解釈や分析はしません．

注1：一次過程
　フロイトの欲動説に関する精神分析学の概念で，快楽原則が支配する衝動的非合理的な「無意識」の過程を一次過程（primary process），現実原則が支配する知的合理的な「意識」の過程を二次過程（secondary process）という．一次過程的表現とは本音に相当し，論理的調整がなされていない本能衝動に密接した原始的な表現を指し，置き換え・圧縮・象徴的表現が含まれる．

注2：冠句
　冠句は，元禄年間に堀内雲鼓によって始められ，昭和初期にそれまで雑俳として扱われていたものが，太田久佐太郎によって今の正風冠句の形になった．俳句や川柳などの五・七・五の上の五文字を出題し，中の七文字と下の五文字の付句十二文字をつけることで作品が完成する短詩文芸の一つ．

参考資料
・山根　寛『冠難辛句：一片の言の葉（刃）でサラリとこころの煙突掃除』青海社，2011

「言」レシピ③：新聞で新聞

1 ● レシピ紹介

　このプログラムは，世の中の動きに無関心になってしまいがちな人たちに少し世情に関心を持ってもらうためのプログラムです．

適　応	対象や障害を選ばないが， 長期の療養生活で世情に関心をもたなくなった人 日常の会話をする機会が少なくなった人 外来であれば対人交流技能の訓練が必要な人
効　用	世情への関心 他者への関心・交流の機会 コミュニケーションのトレーニング
形　態	１グループ５，６名程度，参加者が多い場合は複数グループにする． 集団のレベルは短期課題集団から長期課題集団
時　間	１回２時間程度，週１回
期　間	特に期間はない．単発でも可能．

2 ● 方法

　１週間分のいろいろな新聞（普通紙，スポーツ新聞，経済新聞など）と模造紙数枚，12色程度の色数がある油性マーカー，サインペンを用意しておきます．人数が多いときは新聞は同じものを複数集めておくといいでしょう．参加者が多い場合は複数グループにして行います．

　１回のセッションの基本的な進め方は，以下のとおりです．
①各グループで編集長を決め，どのような特徴の新聞にするかを決める
②新聞社名と新聞の名称を決める

③自分たちの新聞が扱う内容に関連するもので各自が興味をもった記事を，集めた新聞から探す
④気に入った記事の見出しや記事の一部を切り抜いて，それぞれ自分がなぜその記事を選んだかを説明し，全体の構成を考えて模造紙に貼り付け，壁新聞を作る
⑤各自が自分が選んで貼った記事に選んだ人のペンネームと選んだ理由を，短くサインペンで書く
⑥壁新聞を発行（施設内の多数の人の目にとまる場所に掲示する）

3 ● 背景と効用

「新聞で新聞」は，入院や外来にかかわらず長期の療養生活で世情に関心をもたなくなった人や日常の会話をする機会が少なくなった人，日常的な雑談が苦手，何を話していいかわからないといった人たちを対象に生まれたプログラムです．

既成の新聞を使い，その時々の時事に関連するものでそれぞれが関心をもったものを選ぶということから始まるため，少し世情への関心が高まったり，共同作業を通して他者との交流の機会が増え，自然なコミュニケーションの練習になります．また優劣の差が生まれない，自分が評価されることがない活動なので，他者に対する緊張も少なく，他者に関心をもつ機会にもなります．

4 ● 構造

1セッションは課題集団レベルの協働作業なので，1グループを5,6名にします．単発プログラムでもできますが，継続的な活動にすると他者交流が深まります．対象者の人数にもよりますが，スタッフは1～2名でよいでしょう．

5 ● 注意すること

特に注意することはありません.

6 ● 応用

応用というより，既成の新聞を使って新聞を作るということから，参加者の関心が深まれば，既成の新聞に頼らず，身辺に起きている出来事やお知らせなどのコーナーを作るなど，自分たちが新聞記者になって記事を集めたり書いたりして，少しずつ壁新聞としての機能を高める方法もあります.

「言」の一言

- 作業を活かすことば，ことばを活かす作業
- human と verbal，そして non-human と non-verbal
- 情動の一次課程的反映

5章
作業料理人心得

人はただ
自然をいかに取り入れるか
天の成せるものを
人の世にいかにして活かすか
ただそれだけだ

北大路魯山人

この章は，作業料理で病いを生きる人をおもてなしするときの作業料理人（作業療法士）の心得を2，3まとめてみました．作業療法は，働き，遊び，楽しみ，休む，そうした誰もが日々おこなっている日常的ないとなみ，生活行為を治療・援助の手段とします．モデルや技法として構造化された介入手段をもちいることもありますが，基本的に日々の暮らしの中でおこなう生活行為や作業を通して働きかける．できるかぎり生活している場もしくはそれに近い環境と，日常的に使用される器具や素材を工夫してもちいることが特徴です．
　そうした生活そのものといえる生活行為や作業（real occupation）をもちいることの特徴を活かすには，脳の機能からすれば，対象者自身が，取り組んでいる作業を治療と思わず，日々の暮らしのなかでおこなっているように，自然な形でおこなうことが自然であり，高い効果をもたらします．
　もちろん，心身の基本的な機能の回復を狙う初期には，意識して身体をもちいるということが重要です．しかし，身体による体験を通した学びにとって，できるだけ日常の生活行為における脳機能の活動状況で作業することが，その人の身体と中枢神経系の関係をもっとも自然に機能させることになります．そのため，作業療法では，生活機能の障害の有無や大小に関係なく，対象者が自分自身の身体を使って，主体的に生活に必要な生活行為を試みることを通して，自分にもっとも適した方法で作業をいとなむことができるよう手を添えます．

　作業療法士は，自然な生活行為，脳機能活動を通して，対象者自身が自分の状態を判断し，自分の認知の歪みや動作・行為の不自然さに気づくことができるよう援助します．そして対象者自身が，それまでの方法とは異なるオルタナティブな方法を試みたり，それまでの生活のありようを修正することで，生活の再建と適応にむけて，その人なりの方法で必要な作業がおこなえるように助け導きます．作業療法士の存在や作業

療法士がかかわることが，不要な脳機能活動を引きおこす原因になってはなりません．

作業療法の原則

一，作業療法は，基本的に生活に即した場でおこなう
二，作業療法は，対象者の具体的な体験（作業）を通した生活技能の（再）学習である
三，作業療法は，対象者が主体的に取り組むときにその効果はより高くなる
四，作業療法は，自然な脳機能活動として進められることでもっとも高い効果が期待される
五，作業療法は，ストレングスモデルを基本とする
六，作業療法は，そのプロセスがリカバリー支援である
七，もちいる作業は，生活の構成する日常的ないとなみを第一とする
八，作業は，対象者が自分の状態を知る手段である

（『臨床作業療法』山根　寛, 2013）

それでは，作業療法の原則を示し，作業療法臨床のコツをいくつか紹介して，本書の最後の章とします．ここに示すコツは，マニュアル本にあるたぐいのものとは少し違います．すべて，作業療法の臨床から見いだされた，身体を通した「確からしさ」を示すもので，これから学ぶ人にとってよりも，行きづまるまで臨床で作業療法を体験している人が，行きづまりの壁を崩すときに役に立ちます．

楽しい作業の提供より作業することを楽しく

　長期の療養生活の支援や介護においては，病気や障害がある人たちに少しでも楽しい時間をと，作業療法でも楽しい作業の提供が求められることがあります．それは必要なことでしょうが，ひとの日々の暮らしは，楽しいことだけではありません．よりよく生きるためには，ADLやIADLに関すること，仕事に関連することなど，少し努力をしてでもし

なければならない生活行為があります．

　病院や施設などで，レクリエーションやゲーム，軽運動，音楽の時間といった機能訓練の一環として提供されるプログラムに遅れないようにといったような理由で，更衣，食事，入浴などで時間がかかるばあいに，介助というより代理行為のようにして早くすませようとする光景を目にすることがあります．手を添えられ急がされることによる基本的な生活行為への影響と，そうして参加するプログラムの効果を考えれば，何か間違っていると思いませんか．レクリエーションやゲーム，軽運動，音楽の時間を楽しくするには，基本的な生活行為でゆとりをうばわないことが大切です．

　生活を支援する作業療法からすれば，ADLやIADLに関する生活行為は，ひとの生活の基本といえる作業です．作業療法のかかわりにおいては，病いや障害のために不自由になった，そうした生きるうえで必要な生活行為を，どのように楽しくすませることができるか，楽しい作業の提供より作業することを楽しくする工夫をしてみましょう．

作業の意義

　作業療法における作業の意義とは何だと思いますか．作業療法の学生が実習で困ったこととしてよく口にすることですが，臨床で作業療法に従事されている初心の作業療法士の方からも，「作業をしてもらえない患者さんには，どのようにしたら作業をしてもらえるでしょうか」と問われることがあります．作業療法だから作業をしてもらわなければと思うのでしょう．

　しかし，大切なことは，対象者が作業療法士とのかかわりを通して作業をする，その作業をすることや作業ができることより，その作業をすることを通して，「対象者自身が作業（生活行為）をすることにおいて満足感を得る作業をすることに心地よさを感じるといった感覚的変化」，それこそが作業療法における作業の意義といえます．

体験を括ることば

ひとは生きるために作業をします．その作業が，習慣的なものであっても，新しい経験であってもその作業することの目的が終われば，体験として残らず消えていきます．それは，歩道を渡るときに判断した信号の色をいつまでも記憶していないのと同じことです．

また，同じ作業をしてもそれがどのような体験として残るかは，その個人の感じ方により異なります．したがって，作業をしただけではだめで，それが活きる体験として残るには，その体験をどういった意味合いで括るか，作業により知覚されたことのカテゴリー化が適切になされる必要があります．すなわち体験されたことが，自分はこういうことをしたのだと一つの意味ある体験としてまとまり，身の内に収まるような声かけが重要です．

体験を活かすためにセラピストが知覚のカテゴリー化を助ける，認知機能における補助自我，仮自我としてかけることばが重要になります．それはそんなにむずかしいことではありません．たとえばカッターナイフで切り絵をしているときに，「うまくできますか」と聞くのではなく，「刃先の切れ具合はどうですか」と聞くことで，その人が作業をしている身体が感知している感覚に意識をむけるような言葉をかけてみるのもいいでしょう．そして，「○○しないから○○になる」とか「なぜ○○したの」といったような，自信のない人が自分がしたことが否定された，非難されたと受け止める可能性が高い言い方をしないことです．体験が活きることばをタイミングよくかけてみましょう．

できないことをできないことのままにしない

ストレングスモデルにそった働きかけ，それは「できないこと」を「できるようにする」ウィークネスモデルに基づいた治療的な訓練より，「できること」を活かす，伸ばすことで，生活全体の障害を軽減したり，活動性を高めたり，QOLの維持・向上を図ることですね．

しかしそれだけでしょうか．さらに重要なことがあります．それは「できないことをできないことのままにしない」ということです．これも視点の置き方の問題で，むずかしいことではありません．センスのある治療・援助者なら，臨床の中であたりまえのこととしておこなっていることです．コツなんてそういうものですが，「できないこと」を「できるようにとする」という，治すというウィークネスモデルから見放された「できないこと」，それはややもすると，「できること」を活かす，伸ばすということからも忘れられていることですが，それに対する作業療法本来の視点を活かした方法なのです．

たとえば，利き手が麻痺して自分一人ではそれまでのように食事ができなくなった人に対して，ウィークネスモデルでは麻痺手が使えるようにトレーニングをします．ストレングスモデルでは，利き手交換や何らかの補助具を使う工夫が考えられます．「できないことをできないことのままにしない」というかかわりでは，その障害の程度や必要に応じて，介助，補助具の使用，利き手交換などすべての手立てを考慮に入れて，食事という行為を単に栄養補給という視点からではなく，楽しく食事をすることを目的とします．

ひととひとがかかわりあっている

作業療法士は医療技術職として位置づけされているため，どうしても治療，治す専門家として見られがちですし，そう思っている方もあるでしょう．そのため，人間の機能や構造，病気の原因や治療法などを学びます．しかし，そこに視点を置きすぎると，作業療法が人とその生活を対象としているということを忘れがちになり，気がつかないうちに疾患や障害をどう治療するかという見方に囚われてしまいます．

作業療法で大切なことは，対象者の心身の機能や活動・参加状態，生活環境など生活機能を具体的な生活行為（作業）を通してアセスメントすることと，そしてそれに基づいた生活の再建を図り，生活の支援をす

ることにあります．したがって，疾患や障害がどうであれ，ひととひとがかかわりあっているということが基盤になければいけません．

　そのためには，その人がこれまでどのような生活をされ，いつどういった状況で発症されたのか，もしくは障害を負われることになったのか，生活史をストーリーとして追ってみることです．それだけでも，対象者に対する見方が変わります．私たちの目標が変わります．そして，「できなくなったこと」「できないこと」に視点を置くのではなく，「なにができるか」をみることが大切です．

作業 non-human & non-verbal を活かすことば verbal
　薬物療法や外科治療などの身体療法はフィジカルな介入であり，効果も大きいですが，生理的侵襲性というリスクがあります．また，精神療法は狭義なものから広義なものまでありますが，基本は human verbal なかかわりで，ひとが言語をもちいてかかわるという特性があるため，対人的侵襲性というリスクをともなうことがあります．また言語を介する場合は，ことばでかかわることが可能な言語機能や認知機能などが対象者に求められます．

　それらに対し，作業をもちいる療法は，作業という non-human non-verbal な具体的な作業体験を手段とするため，生理的な侵襲性や対人的な侵襲性が全くないわけではありませんが，かなり低いことが特徴です．ただ，作業をしただけでは意味がなく，「体験を括ることば」でも述べたように，作業がどのような体験として括られるか，かかわる者のことばのかけ方，関与の仕方が問われます．

　同じ作業をしても経験した人に同じ体験をもたらすわけではありません．運動療法のような作業をおこなったことが身体面に与える影響とは違って，気持ちに残るものは異なります．作業は終われば消えて（忘れられて）いきますが，here and now，今経験した作業体験を意味あるものとして残すには，作業を活かすことばが必要ですし，かけることばを

活かそうとすれば，そのことばが腑に落ちる作業を事前に提供することが重要です．

　身体感覚を通して知覚，認知された現象について適切なことばで括る，思考優位にならないよう不安や不確実な状況を軽減することで，今在る状況と今後の予想を具体的なものにすることができます．作業療法は特別なものではありませんが，ひとがそれぞれ普通にできていることを通して，その人にとってよい体験として意味ある体験として収めていく，そのことによって対象者自身が自分の状態や生活技能を知る現実検討を確実なものにしたり，生活に必要な技能の学習や汎化を支援することができます．

　作業（non-human non-verbal）を活かすことば（verbal）をどのようにかけるかは，作業療法臨床の重要なコツです．

付表

付表1-1　回想法　個人生活史チャート1/2
付表1-2　回想法　個人生活史チャート2/2
付表2　　音楽回想個人資料
付表3　　共同連想描画（Group Association Drawing）記録用紙
付表4　　共同連想描画（Group Association Drawing）グループ分析表
付表5　　共同連想描画（Group Association Drawing）個人経過分析表

付表1−1　回想法　個人生活史チャート1/2　　　　　氏名　　　　　　　男・女　　　歳

年	世の中のできごと	個人の生活史（年齢）	よく語られること	特記
1914 (T3)	第一次大戦勃発			
1915				
1918 (T7)	第一次大戦終結　米騒動			
1920				
1923 (T12)	関東大震災			
1927 (S2)	ベーブルース60本			
1929 (S4)	世界恐慌			
1930				
1931 (S6)	満州事変　黄金バット			
1932 (S7)	5・15事件			
1936 (S11)	2・26事件			

(S12)	日中戦争勃発	パーマ流行	
1940			
1941 (S16)	第二次大戦勃発		
(S18)	学徒出陣		
1945 (S20)	史上最大の作戦ノルマンディー上陸 東京大空襲 広島、長崎に原爆投下 一億総ざんげ		
1947 (S22)	日本国憲法 東京裁判	古橋廣之進水泳世界新 美空ひばりデビュー 湯川秀樹ノーベル賞	
1950	朝鮮戦争勃発		
1951 (S26)	第1回紅白歌合戦 ホンダエンジン付き自転車カブ号		
1953 (S28)	テレビ放送開始 ヒラリーエベレスト征服 街頭テレビ力道山空手チョップ ゴジラ		
1955 (S30)		電気釜 洗濯機	
1956 (S31)	南極観測隊		
1958 (S33)	スバル360 月光仮面 長島茂雄デビュー		
1959 (S34)	今上天皇ご成婚	伊勢湾台風	
1960			

付表1-2　回想法　個人生活史チャート2/2　　　　　　　　氏名　　　　　　　男・女　　　歳

年	世のなかのできごと	個人の生活史（年齢）	よく語られること	特記
1961 (S36)	ガガーリン地球は青かった			
1963 (S38)	堀江謙一太平洋横断　ケネディ暗殺			
1964 (S39)	東京オリンピック　東海道新幹線開通			
1966 (S41)	ビートルズ来日　3C時代			
1969 (S44)	3億円事件　水俣病　アポロ11号月面着陸			
1970 (S45)	大阪万国博覧会　山陽新幹線開通　三島由紀夫			
1972 (S47)	日本列島改造論（田中角栄）『恍惚の人』			
1973 (S48)	オイルショック　ベトナム和平　長島茂雄引退			
1976 (S51)	ロッキード事件　エリザベス女王初来日　コマネチ　王貞治756号本塁打			
1980	イラン・イラク戦争勃発			
1982 (S57)	東北新幹線開通　ファミコン			
1983 (S58)	東京ディズニーランド開園　『おしん』放映			

付表

	チェルノブイリ原発爆発　三原山大噴火			
1989 (S64)	昭和天皇崩御			
1990 (H2)	東西ドイツ統一　　　日本人初宇宙飛行			
	湾岸戦争勃発			
	皇太子ご成婚			
1995 (H7)	阪神・淡路大震災　日本初女性宇宙飛行			
1996 (H8)	地下鉄サリン事件			
	O157集団食中毒			
1998 (H10)	香港が中国に返還　長野新幹線開業			
	ヒ素カレーライス事件			
2000 (H12)	東京ディズニーシー開園			
2001 (H13)				
	中国冷凍ギョウザ中毒			

付表 2　音楽回想個人資料

対象者氏名		記録者氏名		
供述者氏名		記　録　日	年　月　日	
生年月日　T, S　　年　　月　　日		通常の呼称		
診断名・現病歴 心身の状態とリスク				
結婚：未婚 　　　既婚　T S H　　年　　月　　日　婚前の姓 　　　配偶者　氏名　　　　　　　/同居, 別居, 死別, 離別（　　　年） 生活史（出生地, 教育歴, 職業体験など生活に関連した時期と場所）に関すること				

参加の経緯 処方・依頼・紹介（依頼・紹介者　　　　　　　　　　），本人の希望 その他（　　　　　　　　　　　）	
音楽に関する経験（内容と程度）	
音楽に関する興味・関心	
その他	

付表3 共同連想描画（Group Association Drawing）記録用紙
実施日　／　／　　課題　　　　　参加数：M　人，F　人　記録：

描画順氏名	1巡	2巡	3巡	4巡	5巡	フリー
①						
②						
③						
④						
⑤						
⑥						
⑦						
⑧						
⑨						
⑩						

メモ（全体の流れなど）

記録記号
　×：パス
　P：すでに描かれたものに彩色
　C：すでに描かれたものに加筆
　R：すでに描かれたものの描き変え

＊記録例：3番の人が2巡目に描いたのに，5番の人が3巡目に色を塗ったら，⑤-3巡の欄に「③2P」のように記入．

264

付表 4 共同連想描画 (Group Association Drawing) グループ分析表

実施日　／　／　　　参加数：M　人，F　人　分析者：

課題

描画順氏名	課題に適切			課題に不適切			加筆		修正		パス
	離反	普通	近接	状況把握不十分	茶化し攻撃など	自己枠	自分	他者	自分	他者	
①											
②											
③											
④											
⑤											
⑥											
⑦											
⑧											
⑨											
⑩											

特記

付表5　共同連想描画（Group Association Drawing）個人経過分析表

対象者氏名：　　　　　　　分析者：

参加日	課題に適切			課題に不適切			自己枠	加筆		修正		パス
	離反	普通	近接	状況把握不十分	茶化し攻撃等			自分	他者	自分	他者	
／												
／												
／												
／												
／												
／												
／												
／												

特記

デザート（あとがき）

ひとは
作業することで育ち
不安を軽減し
生活を楽しむ

生活行為を手段に，さまざまな生活行為（作業）をもちいて，病いや障害を生きる人たちの生活を支援する作業療法を生業として30年あまりが経った．これまで臨床で生活行為（作業）をどのように使えばいいか，さまざまな工夫をしてきたが，一区切りに，作業の特性とそれを活かすもちい方をまとめる試みをした．

　これまで，作業をもちいる療法とは何か，自分が体験し，試みてきたことをどのように伝えればよいか，その言語化の試みは，1997年の『精神障害と作業療法』が始まりで，三輪書店からは，『ひとと作業・作業活動』，『ひとと集団・場』，『治療・援助における二つのコミュニケーション』などを形にしていただいた．

　今回は，これまでと内容も構成も異なり，担当の佐々木理智さんに背中を押されながら，この言語化をWFOT大会2014という大仕事の行きづまりの息継ぎにしながら脱稿．

　表紙の絵は，岩下哲士さん．1歳3か月のとき，急性小児マヒを発病．右脳の機能をほとんど失い，左半身が不自由になるが，小学校時代より絵を習い始め，その作品は国内外で認められ，小中学校の図画工作や美術の教科書にも採用されている．本書出版にあたり，「僕の絵使ってよ，好きなの使っていいよ」と言われ，病いや障害を生きる人たちの生活を支援するため手段である作業をどう活かすか，常識に囚われないさまざまな見方ができるようにという思いを込め，千本の手がありどんな人も救おうとする無限の慈悲を表す「千手観音」（1992, pastel 79×109cm）を選んだ．

　　2014年大寒　キリリと澄んだ蒼い空を見上げる…　　　山根　寛

【著者略歴】

山根　寛（やまね　ひろし）

1972年，広島大学工学部を卒業，船の設計の傍ら，病いや障害があっても町で暮らす運動「土の会」活動をおこなう．1982年，作業療法士の資格を取得し精神系総合病院に勤務．

1989年，地域支援をフィールドとするため，病院を出る（同年京都大学医療技術短期大学部助教授，同教授を経て，2004年より京都大学医学部保健学科教授，2007年より京都大学大学院医学研究科教授，博士〈医学〉）．共同作業所や授産施設，グループホームなどの創設・運営相談に関わり社会参加を支援．「こころのバリアフリーの街づくり」「リハビリテーションは生活」「ひとが補助具に」「こころの車いす」を提唱し，1998年より地域生活支援に関わる市民学習会「拾円塾」主宰．

著書は『臨床作業療法』（金剛出版），『作業療法の知・技・理』（金剛出版），『精神障害と作業療法第3版』（三輪書店），『土の宿から「まなびやー」の風がふく』（青海社），『ひとと植物・環境』（青海社），『作業療法の詩・ふたたび』（青海社），『治療・援助における二つのコミュニケーション』（三輪書店），『作業療法の詩』（青海社），『ひとと音・音楽』（青海社），『ひとと作業・作業活動第2版』（三輪書店），『食べることの障害とアプローチ』，『伝えることの障害とアプローチ』（三輪書店）ほか．

読書，低い山のほーっと歩き，海の素もぐり（最近時間と体力がないのが悩み），作業療法が趣味．

【表紙絵】

岩下哲士（いわした　てつし）

1969年大阪に生まれ，1歳3か月の時に急性小児マヒを発病．右脳の機能をほとんど失い，左半身が不自由になる．しかし，8歳の時に絵画クラブで絵の指導を受け始め，多くのコンクールで入賞．仏像をはじめ，花や動物といった命あるものへの限りない想いを自由奔放な感性で描く作品は，不思議な魅力と命の躍動感を持つ．

1969年　　大阪府豊中市生まれ
1977年　　鳴尾児童館絵画クラブ入部．第50回阪神パーク写生大会入選．
1987年　　初の個展開催
1989年　　佛教大学四条センターで岩下哲士展「仏といのち」を毎年開催
1990年　　画集「岩下哲士20歳の個展」出版
1993年　　NHKスペシャル『驚異の小宇宙・人体・脳と心』第2集「脳が世界をつくる～知覚～」に出演
1994年　　画集「岩下哲士のイメージの世界」出版
1995年　　画集「絵がたり」出版

目からウロコの作業料理の本　作業療法覚書
　　―生かそう，作業の力，作業の魅力―

発　　行　2014年6月18日　第1版第1刷©
著　　者　山根　寛
　　　　　　やまね　ひろし
発行者　青山　智
発行所　株式会社 三輪書店
　　　　〒113-0033　東京都文京区本郷6-17-9　本郷綱ビル
　　　　☎ 03-3816-7796　FAX 03-3816-7756
　　　　https://www.miwapubl.com/

装丁・組版　株式会社新後閑
印刷所　　　株式会社アイワード

　　　本書の内容の無断複写・複製・転載は，著作権・出版権の侵害となる
　　　ことがありますのでご注意ください．

　　　　　　　ISBN978-4-89590-476-6　C3047

　　JCOPY　〈(社)出版者著作権管理機構　委託出版物〉
　　　　本書の無断複写は著作権法上での例外を除き禁じられています．
　　　　複写される場合は，そのつど事前に，(社)出版者著作権管理機構
　　　　(電話 03-3513-6969，FAX03-3513-6979，e-mail: info@jcopy.or.jp)
　　　　の許諾を得てください．

■ いまだからこそ、治療として集団をもちいることの意味と効果を問いなおす

ひとと集団・場【第2版】
―ひとの集まりと場を利用する―

編集　鎌倉 矩子・山根 寛・二木 淑子
著者　鎌倉 矩子

　療法として「ひとの集まり」や「場」を活用するために、ヒトの進化、個の発達、家族や社会の成り立ちから、ひとと集団の関係をときあかし、集団を療法に利用するときの集団の特性、効果、種類、利用のコツについて、理論から具体的なプログラム実践、そして評価、記録法まで解説したベストセラーテキストの第2版！
　第2版では、ひとと人とのかかわりの希薄化が進み、「ひとの集まりや場」が急激に変化する中で、あらためて「ひとの集まり」や「ひとが集まる場」をどのようにとらえ、さまざまな場の運営で治療や援助の手段として用いるかを見なおし、大幅な改訂をおこなった。
　初学者から実際の集団プログラムを組み実践する人まで必携の書。

■ 主な内容 ■
集団・場　／　ひとと集団　／　生活技能と集団　／　集団の利用　／　パラレルな場とその利用　／　作業療法と集団・場　集団プログラムの計画と評価　／　作業療法における集団プログラムの実際　／　さまざまな集団療法と作業療法　／　付表

● 定価（本体3,300円+税）B5　220頁　2007年　ISBN 978-4-89590-282-3

■ 「基礎作業療法学」テキスト、130％ボリュームアップの全面改訂第2版

ひとと作業・作業活動【第2版】
ひとにとって作業とは？どのように使うのか？

編集　鎌倉 矩子・山根 寛・二木 淑子
著者　山根 寛

　生活や人生における「作業」「作業活動」とは何かを、ひとの進化、脳の働き、身体、こころ、学習などと関係づけながら、治療・援助・関わりの道具としての「作業」や「作業活動」の特性と効果を明らかにする。第2版では新たに「作業・作業活動と生活機能」の章を設け、国際生活機能分類（ICF）の基本概念を活かした、臨床的な視点から作業遂行と作業遂行の基盤となる生活機能の関係についても示してある。

■ 主な内容 ■
1.作業・作業活動とは　／　2.ひとと作業・作業活動　／　3.道具としての作業・作業活動
4.作業・作業活動と生活機能　／　5.作業分析とは　／　6.一般的分析と試み　／　7.限定的分析と試み
8.作業・作業活動をもちいる　／　9.未完成の章

● 定価（本体3,300円+税）B5　224頁　2005年　ISBN 978-4-89590-236-6

お求めの三輪書店の出版物が小売書店にない場合は、その書店にご注文ください。お急ぎの場合は直接小社に。

〒113-0033
東京都文京区本郷6-17-9 本郷綱ビル

三輪書店

編集　03-3816-7796　　FAX 03-3816-7756
販売　03-6801-8357　　FAX 03-6801-8352
ホームページ：http://www.miwapubl.com

■定評ある精神科作業療法テキスト、装いも中身も新たに、全面改訂。

精神障害と作業療法
治る・治すから生きるへ 第3版

山根 寛（京都大学大学院医学研究科人間健康科学系専攻）

「障害者基本計画」により共生社会が唱えられた年の改訂第2版の発刊から7年。

改訂第3版のテーマは「治る・治すから病いを生きるへ」。

入院医療中心から地域生活中心へと精神保健医療福祉体系の再編と基盤強化、地域生活と就労支援が進められる中、作業療法がおこなわれる場も対象も広がりを見せている。

病いを「治す」「治る」の幻想から抜け出し、贈られた命の"生活の質"を問うことがますます求められている。

作業療法の知識や技術がますます必要とされる時代にある中、本書ではこころの病いとは何か、身体の病いとなにが違うのか、人はこころの病いにより何を失うのか、作業・作業療法を用いる療法とは何か、それはどのように行うのか、多職種協業が求められる中で作業療法は何をするのか、変わることのない本質を、今日の臨床に即して語る。

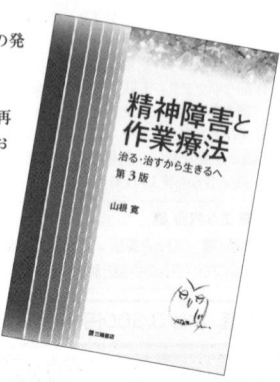

病いや障害により失ったもの、奪われたものの復権と生活支援の道を歩み続けてきた著者、集大成の書。

■主な内容

1 ひとと病い
- 1・1 病いと生活
- 1・2 健康と障害
- 1・3 治療・援助者に求められること

2 精神の病いと作業療法
- 2・1 精神の病い―わが国における処遇の歴史
- 2・2 作業療法の成り立ちと歩み
- 2・3 わが国の作業療法の成り立ちと歩み

3 精神障害に対する作業療法の視点
- 3・1 原点―作業をいとなみ、作業がつむぐ
- 3・2 手段―生活のいとなみ
- 3・3 目的―自律と適応
- 3・4 介入―回復状態に合わせたかかわり
- 3・5 効果―作業療法の効果と根拠
- 3・6 条件―療法として成りたつために

4 作業療法の治療・援助構造と治療機序
- 4・1 作業療法の治療・援助構造
- 4・2 対象者―主体として
- 4・3 作業・作業活動―生活のいとなみ
- 4・4 作業療法士―自己の治療的利用
- 4・5 集団・場―集まり、集めることの利用
- 4・6 時間―効率と効果
- 4・7 対象関係―治療・援助における関係
- 4・8 形態―システムという視点
- 4・9 連携―チームアプローチ
- 4・10 作業療法の治療機序

5 作業療法の手順
- 5・1 手順―基本の流れ
- 5・2 評価―知る作業
- 5・3 計画―個人プログラムの作成
- 5・4 効果―アウトカムの評価

6 作業療法の実践
- 6・1 作業療法がおこなわれる場
- 6・2 急性期作業療法
- 6・3 地域移行支援と作業療法
- 6・4 地域生活支援と作業療法
- 6・5 緩和期の作業療法
- 6・6 就労支援と作業療法
- 6・7 児童精神障害と作業療法
- 6・8 老年期精神障害と作業療法
- 6・9 司法精神医療と作業療法

7 疾患・障害特性に応じた作業療法
- 7・1 基本原則
- 7・2 統合失調症と作業療法
- 7・3 気分障害（躁うつ病）と作業療法
- 7・4 神経症圏の障害と作業療法
- 7・5 摂食障害と作業療法
- 7・6 物質関連障害と作業療法
- 7・7 パーソナリティ障害と作業療法
- 7・8 アスペルガー症候群と作業療法
- 7・9 注意欠陥／多動性障害と作業療法

8 精神科作業療法の理論・モデル・関連療法
- 8・1 精神障害に対する作業療法と理論
- 8・2 共通理論
- 8・3 治療理論―力動論
- 8・4 治療理論―発達・学習理論
- 8・5 治療理論―人・作業理論
- 8・6 関連療法

●定価（本体3,800円＋税）B5 380頁 2010年 ISBN 978-4-89590-349-3

お求めの三輪書店の出版物が小売書店にない場合は、その書店にご注文ください。お急ぎの場合は直接小社へ。

〒113-0033
東京都文京区本郷6-17-9 本郷綱ビル

三輪書店

編集 03-3816-7796　FAX 03-3816-7756
販売 03-6801-8357　FAX 03-6801-8352
ホームページ：http://www.miwapubl.com